主编
罗心平 | 施海明

如何保养您的心脏

心脏病患者
家庭医疗指导

复旦大学附属华山医院心内科团队倾心撰写

U0336630

上海科学技术出版社

图书在版编目(CIP)数据

如何保养您的心脏：心脏病患者家庭医疗指导 / 罗
心平，施海明主编. —上海：上海科学技术出版社，
2018.7（2020.9重印）

ISBN 978-7-5478-4053-5

I.①如… II.①罗… ②施… III.①心脏病-护理
学 IV.①R473.54

中国版本图书馆CIP数据核字（2018）第122377号

如何保养您的心脏：心脏病患者家庭医疗指导

主编 罗心平 施海明

上海世纪出版（集团）有限公司
上 海 科 学 技 术 出 版 社 出版、发行
（上海钦州南路71号 邮政编码200235 www. sstp. cn）
合肥市广源印务有限公司印刷
开本 889×1194 1/32 印张 9.25
字数 200千字
2018年7月第1版 2020年9月第6次印刷
ISBN 978-7-5478-4053-5 / R · 1639
定价：38.00元

内容提要

本书旨在为冠心病、高血压、心律失常、心力衰竭等心血管疾病患者，特别是从心内科病房出院的患者提供帮助，内容包括心脏病急症家庭识别、心脏相关的辅助检查、心脏保健，以及冠心病、心律失常、心力衰竭、高血脂、高血压等9种（类）心血管疾病的相关知识，共12章。每种疾病首先简单介绍了相关基本知识与概念，然后通过出院备忘录，提醒患者出院后日常生活注意事项、随访时间等，最后用问答方式列出了患者常见的困惑和问题并逐一解答。

本书是复旦大学附属华山医院心内科团队倾心为心血管疾病患者编写的一本简明扼要、通俗易懂的医学科普作品，可为出院患者的家庭自我管理、二级预防、恢复健康提供指导。作者均为长期在临床一线从事心血管疾病临床工作的专家，他们充分了解患者的需求，在为患者答疑解惑的同时，也传递了重要的健康理念。

编者名单

主 编

罗心平　施海明

编写人员

（按姓氏汉语拼音排序）

包丽雯	陈奇英	陈羽斐	高　稳	高秀芳	黄清昱	姜慧文
姜晓斐	金　波	李慧洋	李　剑	刘韦卓	罗心平	倪唤春
欧　洋	潘俊杰	戚玮琳	钱　梅	沈蕴之	沈　伟	沈　俊
施海明	孙晟甲	温志超	吴帮卫	谢　坤	熊楠青	严萍萍
		杨　涛	张津津	周　鹏		

学术秘书

包丽雯　谢　坤

主编简介

■ **罗心平**

· 医学博士，复旦大学附属华山医院主任医师，教授，博士生导师；欧洲心脏病学会（ESC）会员；复旦大学上海医学院诊断系副主任。专长：心脏病介入治疗，特别是难治性心律失常的射频消融治疗（心动过速、心动过缓、晕厥、心慌、心悸等）、起搏器植入及冠心病支架手术。门诊时间：周二、周五上午，五楼心内科专家门诊；周四下午，七楼心内科特需门诊。

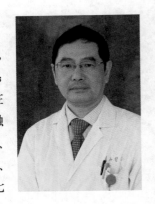

■ **施海明**

· 医学博士，复旦大学附属华山医院心内科主任，大内科主任，教授，博士生导师。美国心脏病学院院士（FACC），欧洲心脏病学会委员（FESC）。临床专长：经皮冠状动脉介入治疗、起搏器的植入、心律失常射频消融术、二尖瓣球囊扩张术、先天性心脏病介入治疗等多种心脏介入手术。门诊时间：周四上午，七楼心内科特需门诊。

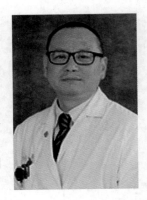

前　言

随着现代社会生活节奏的变化和人民生活水平的提高，出现心血管问题的人越来越多，心脑血管疾病已成为我国致死致残的首要病因。临床一线工作的医务人员，在繁忙的门诊、导管室和病房工作中往往没时间静心倾听及解答患者的健康咨询；健康教育的缺失常导致出院病人不能坚持规范的药物治疗，往往酿成严重后果；社会上各种不专业、伪科学的医学参考读物亦存在潜在危害；而病友常常感到迷茫，顾虑心脏病再次发作，不清楚出院后如何治疗、保养。因深刻体会到出院健康教育的重要性及紧迫性，华山医院心内科团队倾心为心血管病友编写了这本通俗易懂、简明扼要、权威规范的参考书。期望本书能成为心血管病患者健康生活的参考、调理身体的武器、二级预防的指导和延年益寿的良方。

本书所涉及药用的用法、剂量仅供读者参考，具体的用药方法及剂量应谨遵医嘱。

本书重要的健康理念有：

1. 生命不一定在于运动，不喜欢运动的人也可以长寿；但运动能改善生活质量，减少疾病。

2. 身体的器官是有寿命的，过度运动常造成机体组织病变；要想健康长寿，选择合适自己的适度运动是必要的。

3. 不要指望吃某种食物就可以长寿，这种方法几千年来已经被证明行不通。健康之道不在于吃荤还是吃素，唯有平衡的、自然的、有节制的饮食习惯才是长寿之道。

4. 长寿不一定要在深山中享受良好的自然环境，多数情况下，定期体检、良好的医疗保障是长寿的有效途径。

5. 很多疾病是不能治愈的，所以要学会与疾病共存，容忍它、控制它。病是要养的，除了必要的药物及手术治疗外，生病后的恢复重在个人保养，生活习惯的改变起着关键作用。

6. 生了病不一定就短命，若好好治疗与保养，即便发生过多次心肌梗死，也可能活到百岁高龄。

7. 不要认为吃药越多越好，有效的药物通常就几种，多种疾病共存时长期用药的原则是精选关键药、控制危险因素。

8. 久病成良医，了解自己所患疾病的基本知识，对控制它十分必要，这也是本书的目的。

本书是在国家老年疾病临床研究中心（华山）指导下完成的。

本书出版受上海市静安区汤慕伊先生"华山医院心血管基金"资助，特此致谢！

罗心平　施海明

2018 年 4 月 6 日

目 录

第三章 心脏保健

第四章 冠心病

第五章 高血压
------ 075 ------

第六章　心律失常

099

心脏早搏 · 099

一、基础知识 · 100

二、出院备忘录 · 102

三、常见问题 · 103

第七章 心力衰竭

第八章　心肌病

第九章　肺动脉高压
209

第十章　心脏瓣膜疾病
215

第十三章　心脏性猝死

作者简介

第一章
心脏病急症家庭识别

近年来，报纸和电视上总会有"心脏病突发""心脏性猝死"这样的新闻。老张带上眼镜一看：这些情况有的发生在老年人身上，有的发生在二三十岁的年轻人身上。发病急骤，往往前几分钟还好好的，马上就生命垂危。老张心里犯了嘀咕，越想越觉得吓人，赶忙找到熟识的李大夫。

"李大夫，心脏病真的发病这么急，这么重吗？"

"没错，以心肌梗死为代表的心脏病急性发作在数十分钟内就会快速发展、加重，乃至威胁生命。心脏病发现的越早，治疗的越及时，治疗效果越好。"

老张挠了挠头："那么如何发现和识别心脏病发作呢？发作时如何急救和自救呢？"

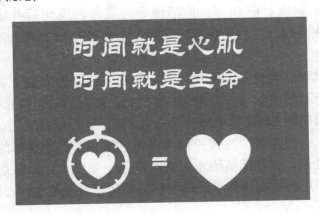

① 常见心脏病发作的表现有哪些？

常见的心脏病发作表现有：① 胸痛、心痛；② 胸闷、气促；③ 晕厥、昏倒；④ 夜间咳嗽、不能平卧；⑤ 头晕、眼前发黑；⑥ 心动过速、出冷汗；⑦ 头痛、头胀、心慌；⑧ 上腹部不适、呕吐、出汗；⑨ 下肢水肿、腹胀。

② 发生胸痛、心痛时有哪些表现？如何处理？

胸痛、心痛指胸前偏左侧的一片区域的疼痛，可表现为刺痛、闷痛、压榨样疼痛等。尽管胸痛可由循环系统、消化系统、呼吸系统及骨骼疾病引起，但以心脏病最多见，所以出现胸痛特别是左侧胸痛应该首先考虑心脏病可能。典型的胸痛为心脏前区的压榨性疼痛，像一块石头压在心口，有时伴有出汗、憋气、呼吸不畅；常出现在体力活动后，这是心肌缺血最常见的症状。如疼痛剧烈难以忍受，或伴有面色发紫或者苍白、出冷汗，呼吸困难，要先考虑不稳定性心绞痛、急性心肌梗死。这一症状其实早就被古代人发现，古书上记载"真心痛"就是指这种难以忍受的、心前区像石头压迫样的胸痛。心脏病引起的胸痛另外一些特征包括：胸痛可向颈部、肩部传导，或者表现为后背痛、脖子痛、左侧牙痛、左肩膀疼痛一起发生；心绞痛放射到右侧肩膀的很罕见。

如出现这类典型的胸痛，应立即在安全的地方躺下或坐下休息，避免剧烈活动进一步加重心肌缺血。如有活动能力应每5分钟舌下含服硝酸甘油1粒或麝香保心丸2粒、复方丹参滴丸、救心丸也可以。一般来说，在数分钟内可通过休息及药物缓解的情况是心绞痛发作，可在病情稳定后到医院进一步检查；如果是超过15分钟，使用药物后及休息无法缓解的胸痛，可能是急性心肌梗死，

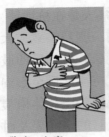 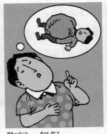 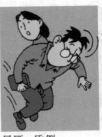 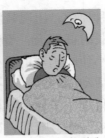

胸痛、心痛　　　　胸闷、气促　　　　晕厥、昏倒　　　　夜间咳嗽、不能平卧

需在保证患者安全的情况下立刻呼叫120，马上到医院急诊或胸痛中心进一步评估。

③ 胸闷、气促时该怎么办？

尽管支气管炎、哮喘等呼吸系统疾病也常引起气喘、胸闷，但喘不过气来、有胸部压迫的感觉，特别是运动后的胸闷更要当心是心肌缺血、冠心病发作。相比胸痛，胸闷、气促的症状更加常见、隐匿，难以引起重视，特别是冠心病的症状与严重度往往不相符，所以不能用症状的轻重程度来判断疾病的严重程度，出现胸闷不适症状应及时就诊。如果您或您的家人既往没有呼吸系统疾病，年纪较大，有长期的高血压、糖尿病、高血脂、肾脏疾病及冠心病病史，或有吸烟饮酒史，出现胸闷不适心脏病的可能性很大。这种情况下，应在近期到医院进一步检查。

上述胸闷、气促的患者，可在门诊做运动平板试验、心脏超声、冠状动脉增强CT（冠脉CTA）等项目；或住院行冠状动脉造影评估是否存在冠心病，根据病情决定下一步的治疗。

④ 晕厥、昏倒时该怎么办？

晕厥就是短暂失去知觉、不省人事，隔一段时间再醒过来。晕厥最常见的原因有3个：心源性、脑源性、血管源性。但无论哪种原因，出现晕厥立即就诊是合理的选择。如果病人是在挤地铁、长时间开会、看到引起不适的场景及腹泻、腹痛、剧烈咳嗽或大小便时出现的晕倒，一般是血管源性晕厥，这种晕厥发作后四肢活动无异常，很少受伤，休息一下即可缓解，可待恢复后至心内科进一步评估病情。如晕倒后口齿不清楚、嘴歪眼斜、肢体瘫痪或头痛、呕吐，则多是脑源性（脑出血、脑梗死）的，需要及时就诊。心脏病晕厥的特点是突然发生、严重摔伤、鼻青脸肿，常伴大小便失禁；发作前可能有胸痛、胸闷、心悸等症状，发作时可能有面色青紫、抽筋，醒来多无肢体活动异常。心源性晕厥可能源于严重的心血管疾病，如心肌梗死、心脏骤停，需在现场快速评估病情，组织抢救。

如果您的家人突然晕倒，请廓清现场，松开衣服，保证他的安全。同时大声呼叫病人的名字，查看是否还有意识；触摸患者颈部动脉的搏动。如果患者搏动仍在，可以在求救后观察一段时间，如果没有摸到搏动，在大声呼救的同时马上启动心肺复苏。

⑤ 夜间咳嗽、不能平卧是什么原因？该怎么办？

家里的老年人如出现活动后胸闷、气促、咳嗽，或夜间阵发性呼吸困难，或躺下后咳嗽，可能是心力衰竭的症状。如果停止活动或者拿枕头垫高头部可以缓解症状，就更说明心力衰竭的可能性大。老年人白天正常，一到晚上就剧烈咳嗽、不能平躺，也多是心力衰竭的表现，要到医院做心超和抽血检查心衰相关指标。

在较为严重的情况，老人喉咙中发出"吼—吼—"的哮鸣音，面色灰暗，呼吸急促或咳出粉红色泡沫痰，出冷汗，手足湿冷，不能平卧，是急性左心衰竭的表现，不及时处理可能导致生命危险。此时应将患者放置在安全的地方，应让其半坐或垫高头部，不要平卧。用绳子扎住四肢，减少回到心脏的血液量，降低心脏负担。同时立刻送医院急救。

6 哪些疾病会导致头晕、眼前发黑？

如果病人没有偏瘫、失语，这些症状可能是心动过缓或心跳短暂停止、大脑短暂缺血导致的。如果遇到反复发作的头晕、眼前发黑（黑矇）、站立不稳、跌倒，首先要数一下病人的脉搏次数，如果低于60次/分，多是窦性心跳停止或者房室传导阻滞导致。此时一般将病人放平休息，数脉搏，可以冲咖啡、浓茶给病人喝，及时到医院做心电图检查。

如果在短时间内反复发作黑矇，肢体颤抖，脉搏摸不到，很有可能是严重的心脏病如心肌梗死引发的恶性心律失常，此时应进行心肺复苏术。如有条件，应获取自动除颤仪（AED）及时除颤。

7 发生心动过速、心悸、出冷汗时该如何处理？

阵发性的心慌、心悸，自己感觉心脏在颤抖一样时，您可以给自己搭一搭脉搏，如果每分钟在100次以上的心跳，通常是心动过速的表现。心动过速分很多种，您在家中很难鉴别，但可以根据心跳快慢及伴随症状来初步估计。首先要数一下脉搏，或者直接把手指放在病人的心尖部数心跳次数，感觉心脏跳动是否整齐。

心跳次数每分钟在100～130次之间、脉搏强弱不整齐的情况，多半是心房颤动。

心跳整齐、次数每分钟在150～200次之间的多半是室上性心动过速。

如心跳每分钟在150次以上，伴有脉搏细速、出冷汗、晕倒，或者面色苍白、不能行走，要考虑室性心动过速。

不同类型的心动过速，危急程度完全不同。简单来说，心房颤动和室上性心动过速除了引起心悸、胸闷、乏力之外，多半病

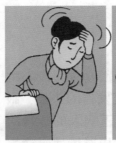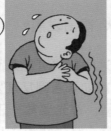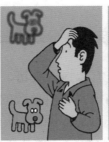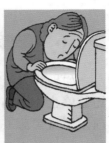

头晕、眼前发黑　　心动过速、心悸、出冷汗　头痛、头胀、心慌　上腹部不适、呕吐、出汗

人还可以行走，大多数情况并不危及生命。此种情况，脉搏一般可以数到。可让病人在安全的场所平卧，采用以下方法试试可否终止心动过速。

▶ 用筷子、牙刷等东西刺激咽喉部，造成呕吐。

▶ 将病人脸部闷在脸盆的冷水中，憋一会儿气。

▶ 用手压一下双侧眼球，缓慢加压。

▶ 用手按摩双侧颈部动脉搏动处。

▶ 告诉病人尽可能地吸气，然后尽可能憋住，最后尽可能地呼气，如此反复几次。

经上述操作使患者稳定后及时到医院检查，明确病因后治疗即可。

室性心动过速则会严重影响全身脏器的供血，可危及生命。如患者在心率快或者太过细速，无法触及，少尿；同时有意识丧失、面色苍白、血压下降，怀疑为室性心动过速的病人，应马上送至医院急诊就诊。

⑧ 头痛、头胀、心慌时该怎么办？

头痛、头胀、心慌组合在一起出现，多与急性血压升高有关；此时测量血压多在 180/110 mmHg 以上。高血压导致的症状变化很大，因人而异，头痛、头晕比较常见。特别需要注意的是，在情绪紧张、激动、剧烈活动后出现头痛头胀症状更应考虑血压升高所致。如果头痛剧烈还伴有视物模糊，出现呕吐、四肢发抖，应该考虑高血压危象，高血压脑出血等异常情况。

此时应让患者在安全的场所静卧休息。如有条件，应立刻测量血压。如果随身携带降血压药物，可以口服一片。以前认为，舌下含服硝苯地平片可以有效缓解高血压急症，但现在并不推荐这一用法。因为有些人降压太快，反倒引起一些不良反应。如果血压超过180/110 mmHg，症状严重，要立刻送医院急诊紧急处置，并进行脑CT、磁共振检查，排除脑卒中等危险疾病的可能。

⑨ 上腹部不适、呕吐、出汗时该怎么办？

上腹部不适、恶心、呕吐等症状多半是消化道疾病所致，但也可能是心肌梗死的不典型症状。如果病人没有特别的不洁饮食病史又是老年人，突然发生这些症状又伴有精神萎靡、出冷汗、面色灰暗，要警惕急性下壁心肌梗死的可能。这一部位的心肌梗死胸痛常不明显，因梗死部位靠近膈肌，刺激消化道，出现呕吐、上腹部不适等症状，同时常伴血压降低。

老年人遇到此类情况，如果病情并不危重，可及时到医院做心电图检查。如果老年人已经具有长期的高血压、糖尿病、高血脂、肾脏疾病及冠心病病史，或有吸烟饮酒史等危险因素，其心肌梗死的风险就更大，需要引起足够的重视。

⑩ 下肢浮肿、腹胀不适怎么办？

下肢浮肿、腹胀部分由心力衰竭导致，特别是病人既往有高血压、冠心病、风湿性心脏病病史，又伴有胸闷、气促等症状，要考虑心力衰竭的可能，及时到医院做心超等检查。

第二章
与心脏病相关的检查

1 心血管疾病相关的抽血化验有哪些项目？

与心血管疾病相关的抽血化验分为临床常规化验、血生化、心肌坏死的血清学检测、血浆利钠肽、甲状腺功能检测等。

临床常规化验包括全血细胞分析（即血常规）、尿液分析（尿常规、尿沉渣镜检、尿微量白蛋白定量及24小时尿蛋白定量等）、大便分析（粪常规及粪隐血检测）、凝血功能系列（PT、APTT、FIB、INR及D-二聚体）。

血生化检查包括肝功能、肾功能、血脂、血糖、电解质、心肌酶谱及糖化血红蛋白（HbA1C）等。

心肌坏死的血清学检测包括肌钙蛋白T（cTnT）、肌钙蛋白I（cTnI）、肌酸激酶同工酶（CK-MB）及肌红蛋白（MYO）。当心肌细胞缺血缺氧出现坏死时，这些蛋白质会被释放并进入外周血液循环中，通过抽血化验可以检测到，最常见于急性心肌梗死时，也可见于心力衰竭、心动过速、贫血、慢性肾功能不全时。

血浆利钠肽包括B型利钠肽（BNP）和N末端B型利钠肽（NT-proBNP），是心力衰竭的特异性指标，可用于因呼吸困难而疑为心衰患者的诊断和鉴别诊断。

甲状腺功能检测包括游离三碘甲腺原氨酸（FT3）、游离甲状腺素（FT4）、总三碘甲腺原氨酸（T3）、总甲状腺素（T4）、促甲状腺素（TSH）。

上海华山医院检验科　　　检验编号：
N 31

编号	项目	结果	参考值	编号	项目	结果	参考值
401	血清钾	4.1	3.5--5.5 mmol/L	505	γ-谷氨酰转移酶	20	8--45 U/L
402	血清钠	147	135--147 mmol/L	508	肌酸激酶	265 ↑	20-134 U/L
403	血清氯	98	95--105 mmol/L		CKMB活度	52 ↑	0-15 U/L
418	二氧化碳结率	31.0 ↑	22--28 mmol/L	501	乳酸脱氢酶	135	50--150 U/L
404	钙	2.2	2.1--2.6 mmol/L	301	胆固醇	4.6	2.8-5.9 mmol/L
208	尿酸	0.293	0.1-0.42 mmol/L	302	甘油三脂	2.5 ↑	0--1.8 mmol/L
	谷丙转氨酶	21	0--50 U/L	207	尿素氮	3.7	2.5-7 mmol/L
507	谷草转氨酶	92 ↑	0--30 U/L	211	肌酐	95	0--130 μmol/L
34	总胆红素	<12					
202	白蛋白	34.0 ↓	35--50 g/L				
201	总蛋白	68.0	64--83 g/L				
514	碱性磷酸酶	80	12--90 U/L				

送检　　　　检验　　　　报告
医师　　　　日期　　　　日期　　　　　检验师　　　　核对者

验血单

附：心血管相关的常用检验项目及正常值参考范围

▶ 血常规

项目缩写	中文名称	参考范围	与心脏相关的常见异常原因
RBC	红细胞	$(3.80 \sim 5.10) \times 10^{12}/L$	低下时常见于贫血，需警惕是否有失血
Hb	血红蛋白	$115 \sim 150$ g/L	
HCT	血红细胞比容	$0.35 \sim 0.45$	
MCH	平均红细胞血红蛋白	$27.0 \sim 34.0$ pg	
MCHC	红细胞血红蛋白浓度	$316 \sim 354$ g/L	

（续表）

项目缩写	中文名称	参考范围	与心脏相关的常见异常原因
MCV	平均红细胞体积	82.0 ～ 100.0 fl	
N	中性粒细胞	0.4 ～ 0.75	
L	淋巴细胞	0.2 ～ 0.5	
M	单核细胞	0.03 ～ 0.10	
E	嗜酸性粒细胞	0.004 ～ 0.008	
B	嗜碱性粒细胞	0 ～ 0.01	
PLT	血小板	$(125 ～ 350) \times 10^9 /L$	数量下降与抗血小板药物关系不大
WBC	白细胞	$(3.5 ～ 9.5) \times 10^9 /L$	

▶ 尿常规

项目缩写	中文名称	参考范围	与心脏相关的常见异常原因
UBG	尿胆原	阴性	
BIL	尿胆红素	阴性	
KET	尿酮体	阴性	
GLU	尿糖	阴性	阳性多见于糖尿病患者
SG	尿比重	1.003 ～ 1.030	
pH	氢离子浓度指数，酸碱值	5.5 ～ 8.0	

（续表）

项目缩写	中文名称	参考范围	与心脏相关的常见异常原因
BLD	尿隐血	阴性	阳性多见于尿路感染或泌尿系统结石
PRO	尿蛋白	阴性	阳性多见于肾脏疾病
NIT	亚硝酸盐	阴性	
LEU	白细胞	阴性	阳性多见于尿路感染
RBC	红细胞计数	$0.0 \sim 22.7/\mu l$	同尿隐血
WBC	白细胞计数	$0.0 \sim 16.9/\mu l$	同尿白细胞
EPI	上皮细胞计数	$0.0 \sim 39.6/\mu l$	
	管型计数	$0.0 \sim 0.56/\mu l$	

▶ **粪常规**

项目缩写	中文名称	参考范围	与心脏相关的常见异常原因
OB	隐血	阴性	阳性多见于消化道出血或痔疮，特别是服用阿司匹林的患者需注意
WBC	白细胞	0/HP	
RBC	红细胞	0/HP	
	黏液	阴性	

► 凝血功能

项目缩写	中文名称	参考范围	与心脏相关的常见异常原因
PT	凝血酶原时间	10.9 ～ 13.5 s	使用肝素等抗凝剂时会有升高
APTT	活化部分凝血活酶时间	20.3 ～ 32.3 s	
INR	国际标准化比率	0.92 ～ 1.15	服用华法林患者建议维持在 2 ～ 3 之间
FIB	纤维蛋白原	1.8 ～ 3.5 g/L	
D–dimer	D–二聚体	≤ 0.55 FEUmg/L	升高时提示有栓塞可能

► 肝功能

项目缩写	中文名称	参考范围	与心脏相关的常见异常原因
GPT	谷丙转氨酶	7 ～ 40 U/L	升高时提示肝功能受损，可能与服用他汀类药物有关
GOT	谷草转氨酶	13 ～ 35 U/L	
LDH	乳酸脱氢酶	125 ～ 225 U/L	
TBIL	总胆红素	3.4 ～ 20.4 μmol/L	
DBIL	直接胆红素	≤ 6.8 μmol/L	
ALB	白蛋白	40 ～ 55 g/L	降低时提示营养较差
TP	总蛋白	65 ～ 85 g/L	
TBA	总胆汁酸	≤ 10 μmol/L	
ALP	碱性磷酸酶	35 ～ 100 U/L	
GGT	γ-谷氨酰转移酶	7 ～ 45 U/L	

► 肾功能

项目缩写	中文名称	参考范围	与心脏相关的常见异常原因
Cr	肌酐	50 ～ 130 μmol/L	升高时提示肾功能受损，可能与服用他汀类药物有关

（续表）

项目缩写	中文名称	参考范围	与心脏相关的常见异常原因
UA	尿酸	0.100 ～ 0.420 mmol/L	
BUN	尿素氮	2.5 ～ 7.0 mmol/L	

► 电解质

项目缩写	中文名称	参考范围	与心脏相关的常见异常原因
K	钾	3.5 ～ 5.3 mmol/L	升高时与服用部分降压药或保钾利尿剂有关；降低时与服用利尿剂有关
Na	钠	137 ～ 147 mmol/L	降低时与服用利尿剂有关
Ca	钙	2.10 ～ 2.60 mmol/L	
Mg	镁	0.60 ～ 1.10 mmol/L	
Cl	氯	99 ～ 110 mmol/L	

► 血糖

项目缩写	中文名称	参考范围	与心脏相关的常见异常原因
Glu	血糖	3.9 ～ 5.8 mmol/L	
HbA1C	糖化血红蛋白	4.8% ～ 6.0%	

► 血脂

项目缩写	中文名称	参考范围	与心脏相关的常见异常原因
CHO	总胆固醇	2.8 ～ 5.9 mmol/L	
TG	三酰甘油（甘油三酯）	< 1.8 mmol/L	

(续表)

项目缩写	中文名称	参考范围	与心脏相关的常见异常原因
LDL	低密度脂蛋白	1.3 ～ 3.7 mmol/L	支架植入术后患者建议在 1.8 mmol/L 以下
HDL	高密度脂蛋白	0.80 ～ 1.80 mmol/L	对心血管有保护作用

▶ 心肌酶谱

项目缩写	中文名称	参考范围	与心脏相关的常见异常原因
CPK	肌酸激酶	38 ～ 174 U/L	心肌受损时会不同程度升高，多见于心肌梗死时
CK–MB	肌酸激酶同工酶	< 25 U/L	
LDH	乳酸脱氢酶	125 ～ 225 U/L	
GOT	谷草转氨酶	13 ～ 35 U/L	

▶ 心肌标志物

项目缩写	中文名称	参考范围	与心脏相关的常见异常原因
MYO	肌红蛋白	25 ～ 58 ng/ml	升高多见于存在心肌受损时，最常见于心肌梗死
cTnT	肌钙蛋白 T	0.013 ～ 0.025 ng/ml	
CK–MB mass	肌酸激酶同工酶	≤ 3.61 ng/ml	
Pro–BNP	脑钠肽前体	< 150 pg/ml	心衰指标，数值高低与年龄及肾功能有关

▶ 甲状腺功能

项目缩写	中文名称	参考范围	与心脏相关的常见异常原因
TSH	促甲状腺激素	0.550 ～ 4.780 mIU/L	

（续表）

项目缩写	中文名称	参考范围	与心脏相关的常见异常原因
T3	总三碘甲腺原氨酸	0.92 ～ 2.79 nmol/L	
T4	总甲状腺素	58.1 ～ 140.6 nmol/L	
FT3	游离三碘甲腺原氨酸	3.50 ～ 6.50 pmol/L	
FT4	游离总甲状腺素	11.50 ～ 22.70 pmol/L	

2 心血管疾病相关的特殊检查有哪些？

心血管疾病相关的特殊检查包括胸片、普通心电图、动态心电图、超声心动图、运动负荷试验（常见的为活动平板试验）、放射性核素心肌灌注显像、冠状动脉CT血管造影（CTA）、冠状动脉造影（CAG）、心脏磁共振（CMR）等。

3 心血管疾病患者为什么要做胸部普通X线平片（胸片）检查？

胸片是采用X线穿过人体成像，利用X线的组织穿透性、物

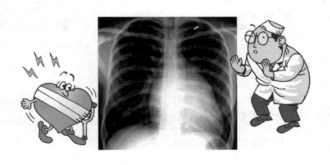

理荧光和光电效应等，由于不同人体组织对光电信号的吸收不同，从而得以区分不同组织（如心脏和肺组织）和病变组织。胸片可以用来观察肺部病变、心脏和主动脉位置、轮廓和大小，以及因心肺病变导致的肺部血液循环变化等，具有安全、简便等特点，是心血管疾病检查中不可替代的常规方法。

④ 什么是心电图？

心脏是人体血液循环的动力器官，其基本活动包括机械活动（即心脏收缩和舒张）和电活动两种。电活动的目的是激发、协调心脏的机械活动，每次电活动都可以通过身体组织传到体表，在体表放置电极可以记录到电活动在人体表面形成的电位差，通过仪器将该电位差打印在方格坐标纸上形成的曲线叫做心电图。常见的心电图包括普通心电图和24小时动态心电图两种。

⑤ 心电图常报告哪些异常？

窦性心律：正常心脏电活动起源于窦房结，凡是起源于窦房结的心律均称为窦性心律，因此窦性心律是正常心律。

窦性心动过速和心动过缓：正常人心跳范围是60～100次/分，凡是超过100次/分的窦性心律均称为窦性心动过速（常见于运动后、紧张时、感染、发热、贫血、急性失血和甲亢时），凡是低于60次/分的窦性心律均称为窦性心动过缓。

异位搏动：由窦房结以外的心脏组织产生的电活动称为异位搏动，包括早搏和逸搏。根据具体产生部位可分为房性、交界性和室性三种。

ST-T改变：由于心肌缺血、心房或心室增大、心肌炎、心包炎、低血钾、高血钾等均可导致心电图上ST段和T波的改变。

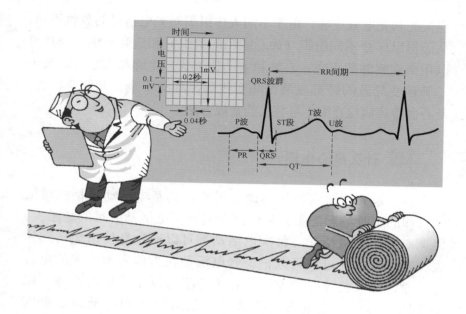

6 什么是24小时动态心电图？

动态心电图（DCG）是临床上最常用的无创性心脏病检查方法之一，它能连续、多通道记录24小时的心电信号，信息量大，能确定临床症状与心电事件的关联，同步分析心律失常和缺血性ST–T变化，提供心率变异性参数，在临床心脏病诊断、治疗中发挥重要作用。

7 什么是心脏超声？为什么每个心血管疾病患者都要做超声心动图？

超声心动图（心超）是最常见的心脏病检查方法，通过探头发射超声波透入胸腔组织内，每一种组织对超声波的反射不一样，收集这种不一样的信息，用电脑还原出来，就构成了心脏的结构图像，这就是心脏超声检查的原理。

心超检查可以定量分析心脏结构和功能等各项指标，看到有无缺损、肥厚、心脏扩大等解剖信息；分析心脏射血功能、舒张功能等功能信息，可以诊断心包、心肌或心瓣膜疾病，可以区分舒张功能不全和收缩功能不全，可以估测肺动脉压力，为评价心衰治疗效果提供客观指标。此外，心超是检测心肌缺血的敏感而有效的办法，因而建议心血管疾病患者行心超检查。

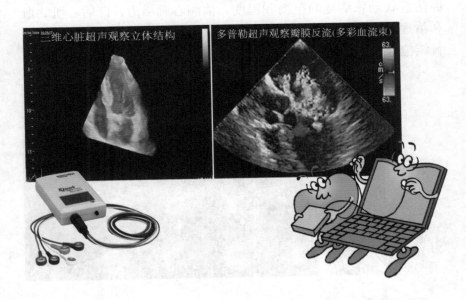

三维心脏超声观察立体结构　　多普勒超声观察瓣膜反流(多彩血流束)

(8) 运动平板试验是怎么做的？有什么意义？

运动平板试验是让患者在类似跑步机的平板仪上，在一定的时间内按照一定的坡度和速度行走，诱发静息时未能表现出来的缺血，在运动的同时进行连续心电图监护，通过观察心电图的变化来诊断冠心病，判定冠状动脉病变的严重程度，并可对冠心病的治疗疗效、预后等进行评价。如果运动平板结果提示阳性，考虑冠状动脉存在固定狭窄，建议行进一步检查如冠状动脉CTA或冠状动脉造影评估冠状动脉病变严重程度。

9　什么是放射性核素心肌灌注显像？哪些患者适合做该检查？

　　放射性核素心肌灌注显像是通过往患者静脉内注射显像剂，缺血部位的心肌对显像剂的摄取减少，在显像图上表现为放射性稀疏或缺损区。该检查应用范围较广，可用来辅助诊断冠心病，评估冠状动脉病变的范围和程度，估测心肌活力，评估心肌缺血和治疗的疗效等。因而怀疑冠心病或已发生心肌梗死的患者均可行该检查。

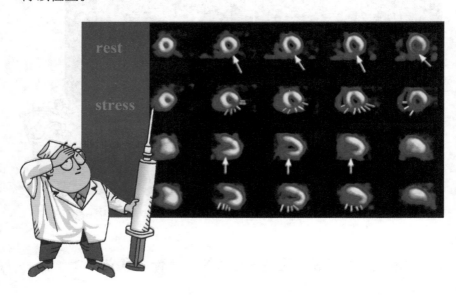

　　上图第一行是休息时，有血流的心肌就有发亮的核素灌注，下面三行表示：在运动后心肌血流灌注减少，原来发亮的地方（箭头处）就变暗了，提示该处心肌缺血。

10　什么是冠状动脉CT血管造影（CTA）？

　　冠状动脉CTA是通过肘静脉注射非离子型造影剂，待造影剂循环至心脏冠状动脉时行CT扫描。它不但可以看到冠状动脉管壁上的斑块，还可以量化血管的狭窄程度，是诊断冠心病及评估支架植入术、冠脉搭桥术后血管及支架畅通的无创影像方法。如CTA提示冠状动脉中重度狭窄、建议行冠状动脉造影评估血管狭窄程度。

　　如下左图心脏CT扫描可以看到亮亮的钙化斑点，右图为注射造影药水后，可以看到人字形的心脏血管，可以清楚地显示有无动脉狭窄。

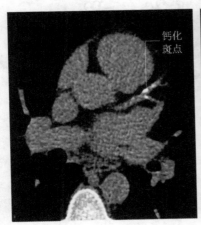
钙化斑点

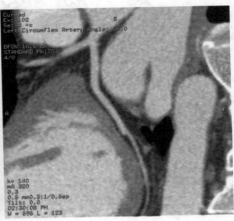

11 什么是动态血压监测？

　　通常的诊室血压只能反映一个时间的血压情况，同时也受病人见到医生紧张情绪的影响，有时不准确。因此设计了24小时动态血压监测，其组成部分包括一个袖带、一根连接管、一个可以携带的机器（其中包括一个充气泵及压力记录仪）。病人在医院安装后随身携带，气泵定期充气测量血压（时间间隔可调）、记录。24小时后回到医院，将机器内的数据用电脑分析，就得到了24小时的血压动态变化情况。

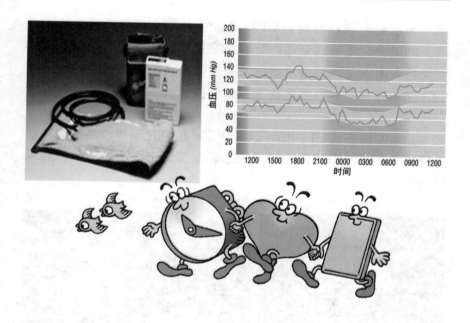

第三章
心 脏 保 健

1　长寿等于健康吗？

传统观念中，健康和长寿是一个概念。在医学飞速发展的今天，这一概念发生了变化。身体健康可以长寿，这个没有疑问；但长寿者不一定健康，可能有许多疾病在身。也就是说，生了病，只要好好保养，合理治疗，照样可以长寿。临床上经常遇到多次心肌梗死却活到90多岁的病人就是佐证。这里有个重要的理念：生了心血管病不要悲观失望，认为自己不会长寿了，应该学会与疾病共存。许多心血管疾病在目前的医疗条件下是不可治愈的，但是我们可以控制它，尽量减少其对身体的危害，通过长期生活方式改变、药物治疗、手术治疗就可以控制并发症，达到长寿的目的。因此，我们要从心理上要接受疾病，积极治疗，控制病情，学会与疾病共存。

2　影响心血管病人寿命的因素有哪些？

影响寿命的疾病除了感染和肿瘤外，最重要的就是心脑血管疾病，其中冠心病和脑卒中最常见，目前是中国人死亡的首要原因。对于心血管疾病患者，影响寿命的因素主要有四大方面。第一是遗传因素，家族优质的长寿基因非常重要，有些人胆固醇高也未必发生动脉粥样硬化，吃了许多东西也不会肥胖，很少发生高血压、糖尿病，家人个个长寿，这就是基因好，可遇而不可求；第二是良好的生活方式，这是后天因素，包括充足的睡眠、控制体重、适度体育锻炼、不抽烟、不酗酒、劳逸结合；第三是需要有效的健康保健，就是要有良好的医疗保障，定期体检，早防早治，加强疾病预防；第四是积极地控制疾病，保持良好心态，学会与疾病共存，坚持合理用药，控制病情，减少并发症，延长寿命。

③ **哪些情绪会诱发心脏病？**

首先要说明的是中医理论中的"心"不完全等同于西医理论中的心脏，两种体系中所指部分功能是相同的。《黄帝内经》上说："心者，君主之官也，神明出焉。"《淮南子·精神训》上说的"大喜坠阳"是指过度喜乐伤心，导致心气涣散不收，或见心气暴脱得大汗淋漓、气息微弱、脉微欲绝等症；"喜则伤心"是因为心藏神，主管人的思维、意识和神志活动。按照中医的观点，七情六欲中对心血管损害最大的是"喜"和"怒"。现代医学也发现，过度兴奋及情绪波动会造成血液中儿茶酚胺升高，血压显著波动，心脏剧烈跳动，心肌耗氧增加，发生相对供血不足，从而诱发斑块破裂、心绞痛甚至心肌梗死。因此，预防心血管疾病要学会控制自己的情绪，避免情绪波动，以平常心做事，才能保护心脏。

④ **惊恐对人有什么影响？剧烈的精神打击能导致心脏病吗？**

惊恐可以通过扰乱正常神经系统活动，释放大量影响心脏功能的激素而导致心肌缺血、心力衰竭，甚至猝死。心内科有一种疾病叫"章鱼综合征"，也称为"球囊心综合征"，指病人在受到

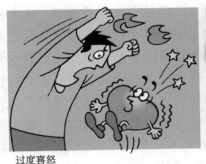
过度喜怒

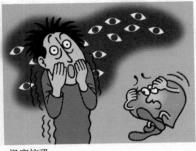
极度惊恐

剧烈精神刺激后，出现血管痉挛、心肌缺血表现，病人胸闷、胸痛、心力衰竭，类似急性心肌梗死发作，病情凶险，而冠状动脉造影检查无血管狭窄，经过治疗后心脏功能可以恢复正常。所以我们要避免过度的精神刺激，过平静的生活，听听音乐，练练书法，有助于修身养性，利于心血管的健康。

5 心血管病人穿衣有什么讲究吗？

人的衣着本身对心脏不会产生直接影响，但如果已经存在心血管疾病，注意穿衣可能会对疾病有所帮助。首先要注重季节的变化，根据天气预报及时增减衣物。如果有高血压，太冷可能导致外周血管收缩，血压急剧升高；如果有冠心病，受凉可能诱发冠状动脉痉挛，出现心绞痛；如果有心力衰竭，感冒可以增加肺循环阻力，导致心力衰竭加重。其次是根据疾病的不同，注意穿衣的舒适度。发生过低血压晕厥的病人，最好穿紧身衣裤防止血管突然扩张而发病；心力衰竭的病人要穿着宽松的衣物，防止影响呼吸、加重下肢水肿。

6 饮食习惯与心血管疾病有关吗？

回答是肯定的，关于心血管病人的饮食注意事项本书会在不同的章节加以叙述。从防病的角度，病从口入很有道理，大多数心血管疾病或多或少与饮食有关。研究证实，摄入过多导致肥胖是心血管疾病的开始，过多摄入钠盐可以导致高血压，肥胖也会加剧高血压，导致糖代谢异常。进食过多的动物内脏、肉类可以升高血胆固醇水平，导致动脉粥样硬化发生。所以从保护心血管功能的角度出发，提倡从小就开始平衡膳食、均衡营养、多吃新鲜蔬菜水果。欧洲心脏病学会建议每天进食蔬菜水果5种以上，但要控制总量，避免肥胖、高脂血症、糖尿病发生。

7 素食与肉食，哪个对心脏更好？

通常认为，素食可以减少饱和脂肪酸摄入，降低血中胆固醇水平，利于健康长寿；而肉食则相反，过多食肉可以诱发动脉粥样硬化、糖尿病、痛风的发生，不利于心脏健康。但需要强调的是，胆固醇是人体各种生理过程必需的物质，过度的素食可能造成消瘦、厌食症、营养不良、体质下降、血管内皮功能受损，对健康造成不利的影响。因此，笔者提倡平衡膳食，根据病人的需要选择合适的素食、肉食搭配，达到保证营养、控制疾病的目的。不要一味地拒绝肉食，也不在于食物的好坏，而在于你需要什么，平衡饮食至关重要。

8 改善居住环境可以预防心血管疾病吗？

众所周知，良好的居住环境对人的心理、生理功能影响巨大，安静舒适、阳光充足住处显然有助于延年益寿。但好的环境不一定在郊外别墅，流行病学资料表明，发达城市人口的平均寿命显著高于偏远农村地区，这其中重要的一点就是医疗保障。选择居住环境要考虑交通顺畅，能及时到达医疗中心，定期进行体检，及时急诊救治，这也是居所与健康长寿应该考虑的内容之一。

9 不运动可以长寿吗？运动一定可以长寿吗？

目前，许多人热衷于运动锻炼，期望达到身体健康、延长寿命的目的。作为健康生活方式的重要组成部分，每天适度运动对于减少疾病、健康长寿非常重要。欧洲心脏病学会在动脉粥样硬化防治指南中推荐，每天45分钟以上的运动是有益的。坚持锻炼是获得健康的手段之一，但运动与健康的关系也不能绝对化，对健康有益的运动应该符合2个条件：一是从年轻开始坚持，也就是说等到老年生了心脏病再开始运动，效果就打折扣了；二是需要选择适度的运动，以身体条件可以耐受、不疲劳为度，而不是剧烈运动。需要注意的是，运动者不一定都长寿，职业运动员经常发生心肌肥厚、心动过缓、室性早搏等问题，对心血管病人而言，不恰当的运动反而会加剧病情，适得其反。相反，不运动的人也不一定短寿。中国自古就有"龟息大法"养生的学说，认为人体的精气神是有限的，应该像乌龟一样少动，需要合理调配体力，达到长寿的目的，临床上也常看到平常不运动的长寿患者。

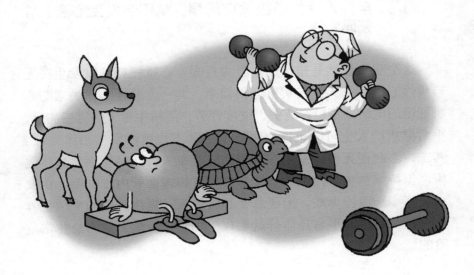

10 多长时间心脏检查一次好？

心脏检查要依据年龄及基础疾病而定，对于无心血管病史、年龄在40岁以下的人，每2年体检一次就可以了；40～50岁的群体，已进入高血压、糖尿病、高脂血症的高发年龄，至少每年体检一次；50岁以上的人群，半年左右常规体检一次。当然，如果已有高血压、冠心病、脑梗死等疾病，应半年体检一次，以了解病情变化。

11 心跳快好还是心跳慢好？

心跳快慢对寿命的影响已有许多研究，最著名的是美国的弗雷明汉研究。研究发现，心率偏快的人心血管事件较多，寿命相对短一些。当然，正常的心率慢是在55～65次/分范围内，如果心率低于50次/分就不正常了，可能影响重要脏器供血，需要考虑安装起搏器。

12 年轻人平常心脏没有问题，就不会发生心衰、猝死吗？

这个观点显然是错误的，心力衰竭、心肌梗死可以发生在无器质性心脏病的人。其实道理很简单。其一，恶性心律失常与心肌细胞的电活动不稳定有关，过度疲劳、酒精中毒、病毒感染时，平常健康的人也可以迅速出现心电活动不稳定而发生心律失常；其二，心肌梗死可以发生在冠状动脉痉挛人群，尽管平常身体健康，但持续熬夜、抽烟、暴饮暴食均可损害血管内皮细胞，诱发血管痉挛、血栓形成，出现急性心肌梗死。规律健康的生活是养生之道，自认为平常身体好就熬夜、加班、抽烟、酗酒是非常危险的。

13 有什么保证心脏健康的药物吗？辅酶Q10有多大作用？

寻求长生不老的神药是人类的追求，文献记载有许多实践者，但目前仍未发现特效、可复制的方法及药物。因此，维护心血管系统的健康要从已有的、经过临床实践证明有效的方法入手，从行为方式改变、控制高血压、肥胖、高脂血症、吸烟等危险因素，定期体检，早防早治，长期坚持用药等多个环节入手，综合干预，不要盲目夸大某个药物的作用，例如辅酶Q10，它是一个改善心肌细胞能量代谢的药物，在适应证范围内有一定疗效，在美国慢性心衰诊治指南中，基于循证医学证据，还是将辅酶Q10列入治疗心衰疗效不肯定的药物之一。总之，健康就是修行，不要期望有什么灵丹妙药。

14 可用丹参、三七粉等中药代替西药治疗冠心病吗？

尽管研究发现丹参、三七等中药含有保护心血管功能的成分，但受到产地、加工方法、服用方式等多种因素的影响，常规口服植物原粉难以保证足够的活性成分浓度，因此也难以维持确切的疗效。目前冠心病的治疗必须遵循相关指南，包括中西医结合冠心病防治指南，均明确规定必须以他汀类药物、抗血小板药物等西药为基础，在此基础上加用中药治疗是合理的，但没有指南说可以完全停用西药，采用单纯中药治疗冠心病。

15 天天吃西洋参、人参能保护心脏吗？

未必，至少目前心内科还缺乏令人信服的循证医学证据。基于部分小规模临床试验数据，在医生的指导下可以谨慎使用这些中药治疗特定的心血管疾病，但目前还没有相关心血管疾病指南将其纳入预防心血管疾病的药物之列。

16 每天喝红酒能活血、保护心脏吗？

喝红酒保护心血管功能在一定条件下是可行的，欧洲心脏病学会的动脉粥样硬化防治指南指出，每天饮用50克低度红酒可能是有益的。问题的关键在于：首先是低度红酒；其次是少量饮用；第三是基于肝肾功能正常情况下。从心血管专科医生的角度，特别是病人已有高血压肾脏损害等疾病状态下，不提倡采用饮酒的方法来防治心脏疾病。我们谨慎地推荐在身体条件许可的情况下，饮用少量低度的红酒。

17 每天少抽几支烟、只抽前半支、应用过滤器、马上把烟吐出来就没有问题吗？

吸烟对心血管系统的危害已充分证明，无论是一手烟，还是被动吸烟均有害。目前观点认为，最好不吸烟，不论吸烟多少都是有害的，个体对香烟成分的敏感性不同，少量吸烟也可能损害你的心脏；吸烟的冠心病患者，早戒早获益；目前没有任何医学研究证明只抽前半支、应用过滤器、马上把烟吐出来等措施可以减少吸烟的危害，有这些想法可能是抽烟者的自我安慰。

第四章
冠 心 病

"我从来没想到现在就会和冠心病搭上关系！我更没想到，胸部痛一痛竟然是急性心肌梗死！"刘先生想起自己发病和抢救的过程仍然记忆犹新。34岁的刘先生平时有高血脂，除此之外自觉身强力壮，身体不错。一个休息日的早晨，刘先生突然觉得胸前区闷痛同时肩背部也有些不舒服，他没怎么在意，想着可能是前一天晚上睡得晚没休息好的关系，忍一忍应该就没事了，谁知道休息了半天情况并没有好转，坐卧不安之下，刘先生决定出去活动一下，结果情况更严重了，头晕、出汗，晕倒后被家人急忙送到医院急诊室，心电图提示急性下壁ST抬高性心肌梗死，是冠心病里最严重的一种情况了。心内科医生立即开通绿色通道，经过积极抢救刘先生总算转危为安。

"太危险了！我还算幸运，医生最终救了我的命！"

一、基础知识

1 什么是冠心病？

　　冠心病被称为冠状动脉粥样硬化性心脏病，顾名思义，就是冠状动脉发生了严重的粥样硬化，就像年久失修的自来水管内生水锈，造成通水困难一样，硬化斑块造成了心肌供血障碍。冠状动脉从主动脉根部发出，分成3根大的冠状动脉，左前降支、左回旋支和右冠状动脉，并不断分出细小的分支，供应心脏自身营养，保证心脏能够像汽车的发动机一样工作，供应各个器官足够的营养。冠心病80%以上是由于冠状动脉粥样硬化导致的，炎症、栓塞、痉挛和先天畸形等其他原因也会导致冠状动脉狭窄，导致冠状动脉缺血，影响心肌供血，导致心脏的泵不能正常运转，而引发一些严重的后果。

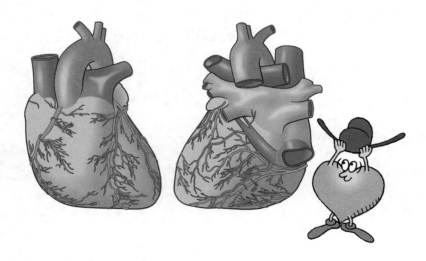

心脏上冠状动脉的前后观，可见心脏有三条大血管，左前降支、左回旋支和右冠状动脉，三根血管围绕心尖部，呈现"帽子状"，像古代的皇冠，故称为冠状动脉。

2 什么是动脉粥样硬化？

动脉粥样硬化是多种因素导致的结果，血脂异常、高血压、吸烟、糖尿病、超重及肥胖等是导致动脉粥样硬化最常见的原因，硬化的动脉管壁形成脂质斑块，随着病情的进展演变，会形成血管严重狭窄。动脉粥样硬化可以发生在全身各级动脉血管，心脏的冠状动脉、颅内的大脑动脉和肾动脉等是较容易受累且发生严重疾病的动脉，需要引起我们的重视。

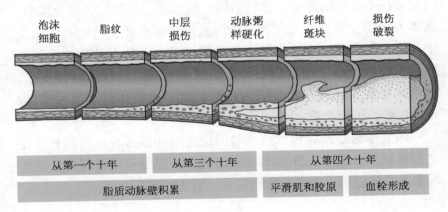

3 冠心病有哪些症状表现？

患者一般会出现活动后胸闷、乏力的表现，我们常称之为心绞痛。但我们所说的心绞痛不单单指心前区的绞痛感，在活动后或者休息后胸前区出现的范围不确定的闷胀感或胸闷，也是一种心绞痛的表现形式，这些症状往往提示有冠状动脉狭窄的可能。医生将冠心病分成5种类型：① 隐匿性或者无症状型：

患者可能没有症状，但心电图发现了心肌缺血的信息。② 心绞痛型：患者有心绞痛或者胸闷的表现，心电图发现心肌缺血的信息。③ 心肌梗死型。④ 心力衰竭和心律失常型：患者首发症状就表现为胸闷、气急，下肢水肿或者心悸、心慌等。⑤ 猝死型，即突然死亡者。

4 什么是心绞痛？

心绞痛最常见的表现是心前区疼痛，但也不都是表现为疼痛，也可能是一种胸闷、不舒服、压迫感。心绞痛是心肌供氧量不足的表现，表现为暂时性左胸前区部位不明确的闷痛或胸部压迫感，并同时出现左肩部、背部、颈部的不适感。当然这些症状也会单纯发生在不典型的部位，比如胳膊、头颈部、后背部，乃至牙痛。强体力活动、寒冷的天气、情绪的波动等都可能会诱发心绞痛发生。稳定型心绞痛一般由较大体力活动诱发，休息数分钟后可缓解；不稳定型心绞痛是指心绞痛的症状可能会在任何时候发生，与活动强度无关，或者几天内持续加重、通常休息后很难缓解，较稳定型心绞痛严重。

如果你的心绞痛症状持续时间比之前明显延长，疼痛程度比之前更剧烈，或者在休息的时候出现，甚至服药后不缓解，这些现象是心脏疾病不稳定的危险信号，请及时就医。

5 什么是急性心肌梗死？

心脏正常功能的实现需要血液供应充足的能量和氧气；富含氧气和能量的血液通过冠状动脉供应给心脏。但是，当冠状动脉发生阻塞时（通常是由于冠状动脉壁上的斑块破裂导致血栓形成），相应区域的心肌便无法获得能量和氧气供应，60秒内该区域心肌收缩能力会严重下降，20～40分钟后相应区域的心肌活力

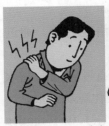 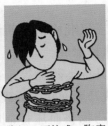 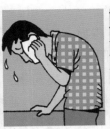 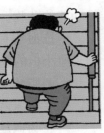

下颌、颈、肩、手臂　胸闷、压榨感、胸痛　恶心、出汗、乏力　　气短
或背痛

会产生不可逆的损伤。随着缺血时间的进一步延长，心肌逐渐发生坏死。坏死的心肌从心脏内层向外层扩展，严重者会累及心脏全层。这种由于心肌缺血所致的心肌组织坏死的病理过程被称作"急性心肌梗死"。

　　心肌梗死的标志性症状是胸前区疼痛，可以呈压迫性、紧缩感、烧灼样，一般位于胸骨后，持续时间较长，超过15分钟，同时会出现冒冷汗、濒死感，部分患者会伴随有恶心、呕吐、呼吸困难和晕厥的表现。

⑥ 冠心病主要有哪些治疗方法？

　　冠心病治疗的主要方法有药物治疗、支架介入治疗、搭桥手术治疗。

　　冠心病的治疗是对疾病综合和长程的管理。轻度冠心病的病人以药物保守治疗为主，旨在防治动脉斑块狭窄进展及心肌梗死发生。中、重度狭窄的病人需要进行支架治疗，严重狭窄的病人需要手术搭桥治疗，当然药物治疗是基础。血管严重狭窄的患者接受了支架植入治疗，并不等于冠心病被治愈了。一旦发生冠心病，生活方式改变和药物治疗需伴随终生，这样才能预防不良事件的发生。

　　药物治疗包括抗血小板药物、调脂药物、降压药物和改善心肌功能的药物。

▶ 抗血小板药物：阿司匹林、氯吡格雷、西洛他唑等，通过抑制血小板的黏附和聚集，防止血栓形成。

▶ 调脂药物：他汀类药物、贝特类药物等，通过降低血脂水平，稳定动脉粥样硬化斑块，延缓乃至逆转粥样硬化斑块进展。

▶ 控制血压：最好应用各种药物将血压控制在130/80 mmHg以下。

手术治疗包括：① 经皮冠状动脉介入治疗（PCI），即在血管狭窄的位置植入支架或使用球囊、药物球囊扩张狭窄部位，解除狭窄；② 冠状动脉搭桥术，适用于支架无法植入的血管病变，以及较严重的三支血管的病变。

7 如何预防和管理冠心病？

▶ 合理膳食、降低体重：合理膳食包括适当碳水化合物的摄入，低盐，减少高胆固醇食物的进食，如动物脂肪、内脏及脑、海产品，奶油，多食粗纤维蔬菜、水果，不饱和脂肪酸。同时要控制总热量的摄入，限制体重增加。

▶ 规律运动：建议每周至少4天、每天进行30分钟以上中等强度的有氧运动（包括快步走、慢跑、游泳、爬山、各种球类运动等）。

▶ 生活规律，避免过度紧张：保持充足的睡眠，保持情绪稳定，切忌急躁、大喜大悲。若不能自我调节，建议至心理门诊就诊。

▶ 戒烟，避免酗酒：无论是主动吸烟还是被动吸烟均会增加患心血管病的危险。烟草燃烧产生的烟雾中有致心血管病作用的两种主要化学物质：尼古丁和一氧化碳。戒烟的益处已得到广泛证实，且任何年龄戒烟均能获益，吸烟可使冠心病的发病率增加一倍，病死率增加50%，戒烟1～2年，可使冠心病危险下降

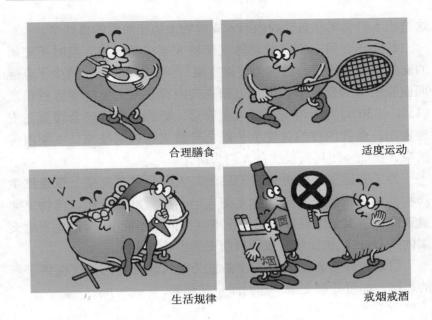

合理膳食　　　　　　　　　　适度运动

生活规律　　　　　　　　　　戒烟戒酒

50%，戒烟5～15年，冠心病的危险接近非吸烟者。酗酒容易情绪激动，使血压升高。

⑧ 冠状动脉造影和支架植入的治疗及发展历史

　　1929年，首例心脏导管介入手术由德国医生Werner Forssmann完成。他从自己左手肘前静脉插入一根导管到达静脉系统，借助X线透视，把导管送至自己的右心房。20世纪40年代，法国医生André Cournand和美国医生Dickinson Richards开始借助心导管系统测量心脏的血流动力学参数。为了奖励3位开拓者在心导管领域的杰出贡献，他们共同获得了1956年诺贝生理和医学奖。

　　1977年9月16日，德国医生Andreas Gruentzig第一次在人身上成功实行了经皮冠状动脉腔内成形术（PTCA）来治疗冠状动脉狭窄，这一事件为冠心病治疗开拓了新纪元，成为心脏介入史上又一里程碑。但是PTCA术后急性和慢性血管再狭窄发生率很高，这迫使人们尝试在血管腔内植入支撑物来防止血管的再狭窄。

1986年，第一例冠状动脉支架植入术成功实施。当时所使用的支架无药物涂层，被称为"裸支架"，裸支架的植入减少了急性期血管闭塞的发生率，但是远期支架内再狭窄的发生率依然很高（15% ~ 30%）。因为支架植入血管后，新的血管内膜会覆盖在支架表面，血管内膜的过度生长就会导致支架内再狭窄，支架内再狭窄，犹如一团乌云盘绕在人们头顶。

为了驱逐支架内再狭窄的乌云，人们尝试在支架上覆盖化学药物抑制内膜生长——药物支架应运而生。事实证明，药物支架显著降低了支架内再狭窄的发生率（但依然不能100%避免发生支架内狭窄），这也促使其成为目前支架市场的主流。

目前，许多新型的介入设备也为冠状动脉介入治疗提供了新的思路，如可降解支架、药物涂层球囊等。

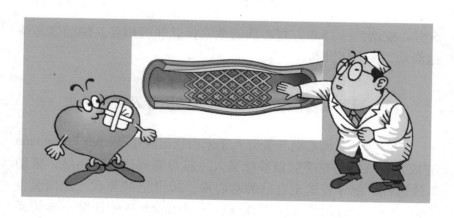

9 **冠心病患者如何进行康复治疗？**

心脏康复是通过综合的康复治疗消除因心脏疾病引起体力和心理的限制，减轻症状，提高功能水平，达到较佳的功能状态，使病人在身体、精神、职业和社会活动等方面恢复正常和接近正常。

冠心病的康复分为3期，即院内康复期、院外早期康复或门诊康复期以及院外长期康复期。

▶ 第 I 期（院内康复期）：该期为医生对患者病情评估、健康教育、日常活动指导、心理支持。

▶ 第 II 期（院外早期康复或门诊康复期）：一般在出院后 1 ～ 6 个月进行。II 期康复为冠心病康复的核心阶段。继续 I 期康复的内容，增加每周 3 ～ 5 次心电和血压监护下的中等强度运动，包括有氧运动、阻抗运动及柔韧性训练等。每次持续 30 ～ 90 分钟，共 3 个月左右。推荐运动康复次数为 36 次，不低于 25 次。

▶ 第 III 期（院外长期康复）：也称社区或家庭康复期。为心血管事件 1 年后的院外康复服务。此期的关键是维持已形成的健康生活方式和运动习惯。另外运动的指导应因人而异，低危患者的运动康复无需医学监护，中、高危患者的运动康复中仍需医学监护。因此，对患者的评估十分重要，低危及部分中危患者可进一步 III 期康复，高危及部分中危患者应转上级医院继续康复。

⑩ 冠心病的合理饮食包括哪些具体内容?

现有的循证医学证据显示，从膳食中摄入过多能量、饱和脂肪酸和胆固醇，蔬菜、水果摄入不足将增加心血管病发生的风险，而合理科学膳食可降低心血管疾病风险，遵循以下原则。

▶ 食物多样化，粗细搭配，平衡膳食。

▶ 总能量摄入与身体活动要平衡：保持健康体重，体质指数（BMI）在 $18.5 \sim 24.0 \ kg/m^2$。

▶ 低脂肪、低饱和脂肪膳食：膳食中脂肪提供的能量不超过总能量的 30%，其中饱和脂肪酸不超过总能量的 10%，尽量减少摄入肥肉、肉类食品和奶油，尽量不用椰子油和棕榈油。每日烹调油用量控制在 20 ～ 30 克。

▶ 减少反式脂肪酸的摄入，控制其不超过总能量的1%：少吃含有人造黄油的糕点、含有起酥油的饼干和油炸、油煎食品。

▶ 摄入充足的多不饱和脂肪酸（总能量的6%～10%）：n-6/n-3多不饱和脂肪酸比例适宜（5%～8%/1%～2%），即n-6/n-3比例达到4：1～5：1。适量使用植物油，每人每天25克，每周食用鱼类≥2次，每次150～200克，相当于200～500毫克EPA（二十碳五烯酸，不饱和脂肪酸）和DHA（二十二碳六烯酸，不饱和脂肪酸）。素食者可以通过摄入亚麻籽油和坚果获取α-亚麻酸。提倡从自然食物中摄取n-3脂肪酸，不主张盲目补充鱼油制剂。

▶ 适量的单不饱和脂肪酸：占总能量的10%左右。适量选择富含油酸的茶油、玉米油、橄榄油、米糠油等烹调用油。

▶ 低胆固醇：膳食胆固醇摄入量不应超过每天300毫克。限制富含胆固醇的动物性食物，如肥肉、动物内脏、鱼子、鱿鱼、墨鱼、蛋黄等。富含胆固醇的食物同时也多富含饱和脂肪酸，选择食物时应一并加以考虑。

▶ 限盐：每天食盐不超过6克，包括味精、防腐剂、酱菜、调

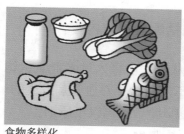

食物多样化

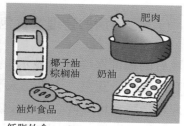

椰子油
棕榈油　奶油
油炸食品
肥肉

低脂饮食

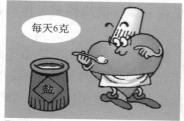

每天6克

盐

限盐

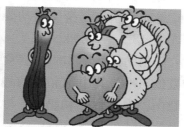

多食蔬菜瓜果

味品中的食盐，提倡食用高钾低钠盐（肾功能不全者慎用）。

▶ 适当增加钾：每天钾摄入量为70～80 mmol/L。每天摄入大量蔬菜水果获得钾盐。

▶ 足量摄入膳食纤维：每天摄入25～30克，从蔬菜水果和全谷类食物中获取。

▶ 足量摄入新鲜蔬菜（400～500 g/d）和水果（200～400 g/d）：包括绿叶菜、十字花科蔬菜、豆类、水果，可以减少患冠心病、卒中和高血压的风险。

11 哪些胸痛要引起重视？

▶ 主动脉夹层（一颗随时可能会引爆的定时炸弹）：主动脉，是血液从心脏流向各个脏器的主要输出管道，是人体最粗的血管，主动脉的管壁是一种类似"三合板"的结构，主要有三层：内层、中层、外层。主动脉夹层就是主动脉的内膜破裂了，血液经内膜破裂口流入中层，导致内膜和中膜分离，形成夹层血肿。由于主动脉内血流速度快，并且压力很高，所以如果夹层血肿得不到及时处理，血肿可能越来越大，并且血肿随时可能破裂。而主动脉血管一旦破裂就会像洪水决堤一样凶猛，几乎没有抢救的时机。主动脉夹层是比较少见但又极为凶险的心血管急症，就像埋藏体内的一颗定时炸弹。

主动脉夹层最多见于高血压病患者，尤其是那些血压平时控制不理想的病患。也会发生在动脉粥样硬化、先天性血管畸形、马方综合征、大动脉炎等慢性疾病基础上。急性主动脉夹层的患者常常会有突然发生的剧烈撕裂样或者刀割样胸背痛，坐立不安，烦躁冷汗，严重的患者会突然死亡。主动脉夹层是危急重症，非常凶险，一旦毫无征兆的突然出现胸、背痛，一定不能大意，需要及时到医院就诊。

▶ 肺栓塞（沉默的杀手）：肺栓塞是一种急危重症，但通常很容易被我们忽视，肺栓塞通俗来讲是来自身体的不明栓子脱落，堵塞了肺动脉血管。其中，血栓是最常见的栓子，尤其是来自下肢的深静脉血栓（俗称病在腿上，险在肺里）。

什么样的人容易得肺栓塞呢？第一类危险人群是大型手术后的患者，髋部骨折，髋关节、膝关节置换术后等，术后久卧不动，血栓发生概率增加；第二类危险人群是久坐久站者，例如经常长时间玩电脑、打麻将、乘坐交通工具的人；第三类高危人群是长期卧床或制动的人，比如脑梗死后瘫痪卧床的患者，慢性疾病影响行走的患者；此外孕产妇、肥胖、血脂异常、肿瘤患者等也会发生肺栓塞。

肺栓塞病人的胸痛不是很典型，单凭胸痛往往不容易与心源性胸痛区别，但常会伴随着不明原因的呼吸困难，胸痛常和呼吸关系密切。如果存在不明缘由的晕倒也应警惕肺栓塞的发生。

远离肺栓塞，重在预防，养成良好的生活习惯，避免久坐久卧，久坐族要多喝水，勤锻炼，少抽烟，少油腻，多吃水果、蔬菜和纤维丰富的食物。如果突然腿部红肿，尤其是单侧腿肿，一经发现，尽早就医，早期科学处理是治疗肺栓塞、防止猝死、减少血栓后遗症的关键。

▶ 气胸：正常人的胸腔是一个密闭的空间，没有气体。气胸根据病因不同，通常分为外伤性、自发性、医源性气胸三类。外伤性和医源性气胸一般有明确的原因，比如受到了外伤、接受了某种医疗操作，不容易被大家忽视。我们主要介绍自发性气胸。自发性气胸通俗讲就是肺破裂了，空气通过破裂口进入本来密闭的胸腔。打个比方，就像自行车车胎的内胎破裂了，气体漏到了内胎和外胎之间。由于外胎是硬的，弹性比较差，泄漏的气体把胸腔内的空间都占满了，肺就没有地方膨胀了，漏入胸腔内的气体压缩肺组织，影响正常的呼吸。

自发性气胸主要发生在青壮年，尤其倾向瘦高体型，另外也常见于长期吸烟人群，患有慢性支气管炎、支气管哮喘、慢性阻塞性肺疾病的老年人。自发性气胸患者常有明显的诱因，比如突然搬重物，剧烈的咳嗽，突然大声说话、唱歌，剧烈的体育锻炼，突然用力屏气等。当然，也有少量的病人是无辜躺枪的，没有丝毫诱因。

自发性气胸患者通常发病急，常是突然发作的单侧胸痛，不能深呼吸，深呼吸胸痛会加重，同时可能伴随胸闷和呼吸困难。

自发性气胸的内科治疗关键在预防，锻炼应选取舒缓的运动，避免篮球、足球等身体对抗激烈的运动。另外，瘦高体型的人更要避免剧烈运动和重体力活动，如果在剧烈咳嗽或用力过猛之后出现胸痛和呼吸困难，要警惕自发性气胸的可能，及时到医院就诊，以免耽误治疗。

二、出院备忘录及运动、饮食康复指导

1 出院备忘录

冠心病患者出院以后的注意事项，我们都列在这张备忘录里，具体如下。

▶ **坚持规范化的药物治疗**：对于冠心病患者，药物治疗是基石，无论是否植入支架，都要按时服用药物，一来可以改善心绞痛症状提高生活质量；二来降低心肌梗死和死亡风险，改善预后。

· 抗血小板治疗：① 已确诊为冠心病的患者，若无禁忌证（如近期活动性消化道大出血、脑出血等），均应长期口服阿司匹林肠溶片治疗。② 接受PCI（经皮冠状动脉介入治疗）的患者，阿司匹林肠溶片需终生服用，同时联合氯吡格雷或替格瑞洛至少服用一年，1年后门诊随访医生指导用药。

注意：无论是阿司匹林还是氯吡格雷或替格瑞洛，都有一定的胃肠道刺激反应，若出现胃部不适、大便颜色改变等，应尽快至门诊就诊。

安装支架后胃出血，不能继续服用阿司匹林，可以将阿司匹林改为西洛他唑口服，同样可以达到效果。

· 血管紧张素转换酶抑制剂（普利类药物）和血管紧张素 II 受体拮抗剂（沙坦类药物）：若无禁忌证，应长期服用普利类药物。但有些患者会出现咳嗽的表现，此时可以至门诊调整为沙坦类药物，服药期间注意监测血压，但他的作用远大于降压治疗。

· β 受体阻滞剂（美托洛尔缓释片、比索洛尔等）：出院后继续口服 β 受体阻滞剂，在医生指导下根据患者耐受情况确定个体化的治疗剂量，服药期间注意监测心率。与普利类药物一样，在冠心病治疗中它的地位远大于降压治疗，长期有效的口服可以大大降低心力衰竭的发生。

· 他汀类药物：建议您长期服用他汀类药物，使低密度脂蛋白（LDL-C）降至 < 1.8 mmol/L（70 mg/dl）。

此外，如果出院后仍然有心绞痛症状的发生，可以在医生指导下调整 β 受体阻滞剂剂量，加用硝酸酯类药物等，来减轻症状的发生，改善生活质量。

▶ 防治动脉粥样硬化斑块继续生长及促进其消退的措施

· 戒烟，避免酗酒。

· 控制血脂，血胆固醇水平控制在 3.1 mmol/L 以下，低密度脂蛋白水平控制在 1.8 mmol/L 以下。

· 控制血压：控制在 130/80 mmHg 以下。

· 控制血糖：空腹血糖控制在 5 ~ 6 mmol/L，餐后血糖控制在 8 mmol/L 以下，糖化血红蛋白应控制小于 7%，最佳水平为 6.5% 左右。

· 控制情绪，避免发怒、过分激动，避免过度劳累、紧张、用脑过度。

▶ 随访：心内科门诊定期随访，复查血常规、肝肾功能、电解质、心肌标志物、血脂、血糖、凝血功能等指标，并每1～2年复查心超等。

② 冠心病患者的健康饮食模式推荐

健康饮食模式包括各种水果和蔬菜、全谷物、低脂乳制品、无皮的家禽和鱼、坚果和豆类、非热带植物油，健康饮食既方便烹饪，又美味营养。

▶ 全谷物饮食含有额外的蛋白质、纤维和其他营养物质，有助于预防慢性疾病及有益于心脏的健康。

▶ 大豆类饮食对心脏有益。豆类富含矿物质和纤维，而不含某些动物蛋白中所含的饱和脂肪酸。作为心脏健康饮食和生活方式的一部分，加入豆类可帮助您保持更长时间的饱腹感，还可以降低血液胆固醇水平。

▶ 松脆的坚果口感好，富含蛋白质、纤维素、维生素、矿物质、抗氧化剂，比如杏仁、榛子、开心果、核桃等。特别是核桃，其富含n-3族多不饱和脂肪酸，对心血管健康有很大作用，尽可能选择无添加剂的坚果。

▶ 冠心病患者在饮食中需减少合成糖的摄入。减少合成糖摄入可以减少热卡，控制体重，改善心血管健康。在饮食中有两种糖：天然的糖和合成的糖，天然的糖指在水果（果糖）和牛奶（乳糖）中存在的糖；饮食中合成糖的主要来源是普通的软饮料、糖果、蛋糕、饼干、冰激凌、酸奶等。

▶ 一般来说，红肉（牛肉、猪肉和羊肉）比鸡肉、鱼和蔬菜含有更多的胆固醇和饱和脂肪酸（有害的脂肪）。胆固醇和饱和脂肪酸会升高血胆固醇水平，鸡肉和鱼肉的饱和脂肪酸比大多数红肉少。鱼类（如鲑鱼）中的不饱和脂肪酸，对血管尤其有益，在鱼和一些植物源中发现的 ω-3 族多不饱和脂肪酸可以降低患心血管疾病的风险。

▶ 水果和蔬菜：新鲜的水果和蔬菜是冠心病健康饮食计划的重要组成部分，它们富含维生素、矿物质和纤维，脂肪和热卡含量低。芹菜、菠菜、洋葱、苦瓜、柑橘、山楂、猕猴桃等可以帮助控制体重和血压。另外，多吃水果蔬菜，有利于保持大便通畅，冠心病患者不能用力排便，否则会增加腹压，增加心脏负担，引发各种并发症。

▶ 在我们吃的食物中有四种主要的饮食脂肪：饱和脂肪酸、反式脂肪酸、单不饱和脂肪酸、多不饱和脂肪酸。饱和脂肪酸和反式脂肪酸会提高血液中的低密度脂蛋白水平，单不饱和脂肪酸和多不饱和脂肪酸可以降低低密度脂蛋白水平，作为健康饮食模式的一部分，有益健康。饱和脂肪酸主要来自动物，包括肉类和奶制品。比如：高脂肪的牛肉、羊肉、猪肉、家禽、皮、奶油、黄油、奶酪等。此外，许多烘焙食品和油炸食品都含有高水平的饱和脂肪酸；多不饱和脂肪酸和单不饱和脂肪酸包括大豆油、玉米油、向日葵油、橄榄油、菜籽油、花生油、深海鱼油等。

▶ 盐、钠摄入的控制：钠是一种对生命至关重要的矿物质，但当血液中有多余的钠时，会使血压升高，减少钠盐摄入能帮助减缓随年龄增长的血压升高，降低心脑血管疾病的风险，每日摄入盐控制在6克以内。

下面是食盐中钠大致含量：

1/4 茶匙盐 = 575 毫克钠；

1/2 茶匙盐 = 1 150 毫克钠；

3/4 茶匙盐 = 1 725 毫克钠；

1 茶匙盐 = 2 300 毫克钠。

因此，选择钠含量低的食品；避免烟熏、咸腊制品；选择新鲜和冷冻没有加工过的家禽；仔细的选择调味品，用洋葱、大蒜、

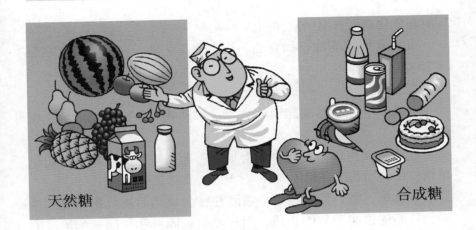

天然糖　　　　　　　　　　　　　　　　　合成糖

香草、香料等代替盐，以增加食物的风味。

▶ 食用含钾的食物对控制血压很重要，有助于松弛血管内皮，降低血压。水果、蔬菜、无脂或低脂乳制品和鱼类都是钾的天然来源，含钾元素较多的食物包括：土豆、菠菜、蘑菇、青豆、豌豆、番茄、橙子、哈密瓜、甜瓜、葡萄柚汁、西柚汁、西梅、杏子、葡萄干等。

③ 冠心病健康饮食"五宜"和"五忌"

"五宜"：

一宜食用植物蛋白及复合碳水化合物，前者主要指豆类食品等，后者则主要指淀粉类食物。

二宜食用富含维生素C的食物，因为维生素C可以使胆固醇羟基化，从而减少其在血液中的蓄积。

三宜食用包括粗粮在内高纤维食物，以保持大便畅通，有益于粪便中类固醇及时排出，从而起到降低血清胆固醇的作用。

四宜食用水产海味食物，如海带、海蜇、淡菜、紫菜、海藻之类等，这些食物中除含有优质蛋白质和不饱和脂肪酸以外，还含有各种无机盐，它们对阻碍胆固醇在肠道内吸收有一定作用，同时对软化血管也有一定作用。

五宜食用植物油，如豆油、花生油、菜油、麻油等，宜在每天25克以内。

"五忌"：

一忌多吃高脂肪高胆固醇食物，如动物内脏、动物大脑、蛋黄等。

二忌多食用单糖食物，如含果糖、葡萄糖等的食物，以避免单糖转化为脂肪而存积体内。

三忌烟、酒，经常吸烟、嗜酒往往会成为脂质代谢紊乱的诱因，从而促进胆固醇的合成，引起血浆胆固醇和甘油三酯浓度的增高。

四忌高盐食物，食盐中的钠能增加血浆渗透压，促使血压升高，对冠心病患者会产生不利影响。

五忌饮食过多过饱，切勿暴饮暴食。一方面饮食摄入过多，可导致肥胖，加重心脏负担，同时容易加快动脉粥样硬化；另一方面，暴饮暴食可使大量血液积聚于消化道，从而导致心肌供血不足，发生心肌缺血。

④ 如何选购心血管健康相关食品？

首先查看营养标签表，从标签顶部的信息开始，了解食物的营养成分要素；第二，检查每份食物的总热量；第三，确保摄取足够的营养，如膳食纤维、蛋白质、钙、铁、维生素和其他您每天需要的营养。

⑤ 冠心病患者可以运动吗？

首先要纠正一种误解，认为患了冠心病就不能运动了。不论何种程度的冠心病都可以参加运动，运动的原则是适度、不疲劳、不诱发心绞痛。

运动可改善机体物质代谢和血流状态，适宜的运动有利于增加冠状动脉供血，改善血管内皮功能，稳定冠状动脉斑块，促进侧支循环建立，改善心功能，降低再住院率和死亡率，提高生活质量，因而冠心病患者应积极参加体育锻炼。

6　冠心病患者积极运动有哪些好处？

运动可以帮助冠心病患者降低血压，降低低密度脂蛋白水平，改善血液循环，控制体重，防止骨质疏松，帮助戒烟，改善紧张情绪，改善睡眠质量，改善自我形象和自信心，提供与家人、朋友有趣的相处方式。

冠心病患者不能像正常人一样可以参加任何项目的体育活动，冠心病患者的运动应讲究科学性并有所限制，目的是保健并作为药物治疗和手术治疗的辅助方法。

7　冠心病患者适合哪些运动？

心血管疾病患者的运动一定是以有氧运动为主。有氧运动是指有氧供能为主的运动，通常是大肌肉群参与、持续运动至少几分钟以上，如步行、游泳、骑车、舞蹈、某些球类等，包括高强度运动、中等强度运动和低强度运动等。此外，走路是低风险的运动，而且容易开始；散步也是一种很好的生活方式。

▶ 平衡运动：良好的平衡可以帮助预防跌倒，这是卒中患者常见的问题。应每周进行3天或更长时间。看看您能用一只脚站多长时间，或者试着在每一边保持10秒钟，如瑜伽、太极。

▶ 有氧耐力运动：可以让心脏、肺和循环系统保持健康，改善整体健康状况，如散步、慢跑、游泳和骑自行车。

有氧运动

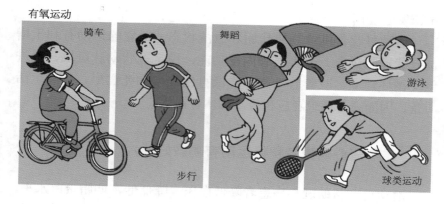

骑车

舞蹈

游泳

步行

球类运动

▶ **灵活性锻炼（拉伸）**：可拉伸肌肉，并能帮助保持身体灵活，做柔韧性练习前要热身，如伸展运动（向前弯曲、在站立或坐下时，将胸部朝向脚趾）。

▶ **柔韧性运动**：主要是肩部、腰部和腿部的拉伸；每部位拉伸时间6～15秒，逐渐增加至30～90秒，期间正常呼吸，不要憋气，每个动作重复3～5次。强度为有牵拉感觉同时不感觉疼痛。

⑧ 如何制订冠心病患者的运动方案？

为了病人的安全、避免过度运动诱发冠心病发病，所有冠心病患者在实施运动计划前都需要进行运动风险评估。根据检查结果和心脏状况，并在医生指导下制订相应的运动方案。

评估内容包括：心血管病史及其他器官疾病病史；体格检查，重点检查心肺和肌肉骨骼系统；了解最近的心血管检查结果，包括血生化检查、12导联心电图、冠状动脉造影、超声心动图、运动负荷试验、血运重建效果、起搏器或植入式心脏复律除颤器功能；目前服用的药物，包括剂量、服用方法和不良反应；心血管病危险因素控制是否达标；日常饮食习惯和运动习惯。

9 冠心病患者各阶段运动方案推荐

▶ 住院期间：4级运动功能锻炼方案。

· A级：上午取仰卧位，双腿分别做直腿抬高运动，抬腿高度为30厘米；双臂向头侧抬高深吸气，放下慢呼气；5组/次；下午取床旁坐位和站立5分钟。

· B级：上午在床旁站立5分钟；下午在床旁行走5分钟。

· C级：在床旁行走10分钟/次，2次/天。

· D级：在病室内活动。

▶ 门诊随访期：大多数患者可在出院后1～3周内开始运动康复。建议患者出院后参加院内门诊心脏康复项目，即患者定期回到医院，参加有医师参与、心电监护下的运动康复指导，一般每周3次，持续36次或更长时间。如患者不能坚持门诊康复，建议低危患者至少参加心电监护下运动6～18次（或至出院后1个月），中危患者至少参加心电监护下运动12～24次（或至出院后2个月），高危患者至少参加心电监护下运动18～36次（或至出院后3个月）。

▶ 院外期：完成院内门诊运动康复计划者，已经获得相关运动技能，养成运动习惯，掌握危险因素控制相关知识，建议回到家庭继续坚持规律的适当强度运动，推荐使用移动式心电监测系统保证运动安全性和运动效果，同时定期（每3～6个月）回到医院测定心脏运动能力，评估运动效果，不断调整运动处方。

10 如何控制冠心病患者的运动量？

▶ 运动一定要出汗，否则没有达到效果？否。冠心病患者运动量提倡因人而异，一般提倡从小运动量开始，从轻度活动到中度活动循序渐进，逐渐增加运动量达到标准"负载量"，即指运动后不感到胸闷、心慌，可以有微汗，浑身感到舒坦，心情愉快。合适运动量的标志是：运动后第二天早晨起床时感觉舒适，无疲劳感、疼痛感。也可以参考"目标心率"来控制活动量。

目标心率＝（最大心率－静息心率）× 运动强度＋静息心率

▶ 冠心病患者运动及持续的时间：晨起的鸟儿有虫吃，当然是早上锻炼最好。这种说法是不科学的，最好的运动时间需要一个"综合"的考虑：地理位置、每天的空余时间、身体活动类型、社会环境等。总的来说，无论早上还是下午，这取决于自己，与持续的整体效果相比，这些差异其实是次要的。

▶ 锻炼时间越长，收获越大？其实不然，这里推荐"1、3、5、7"原则：每日运动一次，每次运动达标保持在30分钟以上，也可以把时间分成2 ～ 3次，每次10 ～ 15分钟，至少每周运动5次，目标心率不超过每分钟170次。应当注意，时间过长的运动，会加快心率，尤其心功能太差者的心率最好不超过每分140次，以防心率过快诱发心绞痛或心肌梗死。

▶ 冠心病患者运动的三阶段：为了抓紧时间，运动越快完成越好？这种说法是不对的，每次锻炼时必须要有这三个阶段：准备活动，使心血管系统得到准备；训练活动是为了促进血液循环，提高心脏的功能；放松运动又称为整理运动，目的在于使高度活跃的心血管系统逐步恢复到安静状态。

⑪ 冠心病患者运动有哪些注意事项？

警惕信号：若出现胸痛、头昏、目眩、过度劳累、气短、出汗过多、恶心、呕吐及脉搏不规则等，应马上停止运动；停止运动后上述症状仍持续，特别是停止运动5 ～ 6分钟后，心率仍增加，应继续观察或入院诊治；严格遵循运动处方：即运动强度不超过目标心率，并应注意运动时间和运动设备的选择；重视运动前后热身和整理运动，这与运动安全有关；根据环境调整运动水平，比如冷热、湿度和海拔变化；有其他原发疾病或并发症患者，活动需要谨慎，如果合并糖尿病，避免在餐前运动，防止出现低血糖反应。

三、常见问题

① **冠心病发作时一定会胸痛？病情的轻重与症状的轻重一致吗？**

不一定。美国心脏协会调查了近50万名住院的冠心病患者，有1/3的病人没有出现胸痛。许多病人都是以胸闷、心前区不舒服为表现的。糖尿病、年龄超过75岁以及发生过心衰的患者，最可能出现"无痛的"冠心病发作。我们要警惕冠心病发作时非疼痛表现，如呼吸急促、牙痛、晕厥、胃部不适、不明原因的肩臂后背痛等。

另外，需要牢记的一点是冠心病病人病情的严重程度与症状的轻重程度无明显的相关性。您可能经常听到身边的熟人平常"身体健康"，突然冠心病死亡的消息就是明证。如前所述，因为每个病人对缺血的敏感度不一样，很多情况严重的病人可能没有明显表现，所谓"无痛性心肌缺血"，所以要定期体检。

② **肥胖与冠心病有什么关系？**

超过标准体重20%的人患心血管疾病的危险性比普通人高2倍。肥胖可与其他能够引起心血管疾病的危险因素相互影响，加重疾病症状。因此，肥胖不单纯是外表问题，它会对心血管健康构成潜在的危险。因此，肥胖者要想不得心血管疾病必须从减肥做起。

3　心跳快就是冠心病的前兆吗？

心跳快的原因很多，不一定是心脏疾病，比如：甲亢、运动、情绪紧张和发热等，有些心律失常也表现为心跳加快，比如阵发性室上性心动过速、心房颤动等，需要至医院做详细的检查才能够确诊。

4　早搏＝冠心病？

早搏不等于冠心病。不少人在升学、就业体检时发现自己有了早搏，于是十分紧张，怀疑自己得了冠心病。其实，早搏是一种最常见的心律失常，多数人并无不适，或仅仅感到心悸不适。年轻人在吸烟、喝酒、喝浓咖啡或浓茶以及精神紧张、过度疲劳时及月经期前后均可能出现早搏，绝大多数都与器质性心脏病无关，不必进行药物治疗，只需消除思想顾虑，保持乐观心态，科学调理饮食即可。不过，超过70岁的老年人如果发现早搏增多，应当引起重视，排查冠心病的可能。

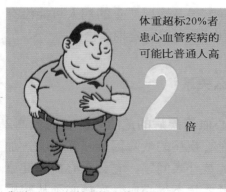

体重超标20%者患心血管疾病的可能比普通人高2倍

肥胖对心血管健康构成潜在危险

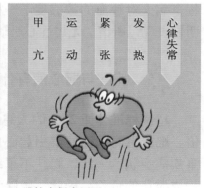

甲亢　运动　紧张　发热　心律失常

心跳快有很多原因

5 冠心病是老年人才得的病吗？

其实不然，10多岁的孩子也有发生冠心病的。冠状动脉的粥样硬化早在幼年时期就已经开始了，由于遗传、饮食、生活习惯以及外界环境等因素的影响，不同人发病年龄也不一样，有些人甚至一生也不出现明显症状，血管只有狭窄到一定程度，或是合并急性血栓形成时才会有明显的症状。需要注意的是，高血压是冠心病发病最大的危险因素之一，而高血压在我国呈现发病人群年轻化和发病率增高的趋势，对有高血压家族史的年轻人，应当定期测量血压，以早期发现，及时治疗，改变不良的生活习惯，预防冠心病的年轻化。

6 我的好多亲戚都有心血管疾病，我一定会得冠心病吗？

不一定！虽然有冠心病家族病史是冠心病发生的高风险族群，但只要及早开始控制饮食，管理血压、血脂、血糖、尿酸，维持心血管健康，科学有序的运动，饮食营养均衡，控制糖分摄取，充分做好预防措施，即使有心血管病家族史，也可以很有效地预防冠心病的发生。

7 定期静脉输液可以预防心脑血管疾病吗？

每到季节更替，总有人问预防性静脉输液的事，静脉点滴中成药防治心脑血管疾病。其实这种做法没有用，至目前没有任何一个科学实验证明其疗效，对预防心脑血管病无助。需要做的是，如果已经患有冠心病，每到季节交替更应当注意合理饮食，科学运动，控制体重，戒烟限酒，控制血压、血脂、血糖，坚持服用抗血小板药。定期预防性输液，既没必要也无科学依据。

⑧ 没有高血压病和高脂血症，就不会得冠心病吗？

不一定。尽管高危人群，如患有高血压病和高脂血症，发生有冠心病以及冠心病急性发作的概率要远远大于普通人群，但这并不代表没有这些危险因素的人群就不会患上冠心病。例如基因在冠心病发病过程中起着重要作用，没有危险因素而仍患上冠心病的原因或许与此有关。还有其他原因，例如血管炎症也正在研究。因此，即使没有危险因素的人群来说，同样需要注意饮食健康和生活方式的调整，防止冠心病发生。

⑨ 心超和造影都是检查心脏的，所以做了造影就可以不用做心超检查了？

这种说法是错误的，两个检查关注的是心脏的两个不同方面，不可互相取代。心超可以帮助我们了解心脏腔室的结构及心室是否存在异常活动，观察冠心病患者的心功能，排查先天性心脏病等。冠状动脉造影可以帮助我们了解冠状动脉的解剖形状及其阻塞病变的位置、程度和范围，是检查冠心病的重要方法。

⑩ 女性不容易得冠心病吗？

冠心病患者中男性偏多，但并不意味着女性就是安全的。女性50岁以前因为有雌激素保护血管内皮功能，相对男性这个年龄段可以减少心血管损害，但绝经之后，发生冠心病的机会与男性相当，甚至会更加严重，所有老年女性要尽早注意呵护心脏。

11　有哪种食物能预防冠心病？

没有哪种食物能绝对预防心血管疾病的发生。科学的饮食方式也许可以预防心血管疾病的发生，对心血管健康有益的食物包括蓝莓、石榴、核桃和鱼等，多吃全谷类、豆类、鱼类、蔬菜、水果和橄榄油等，已被证明能降低心血管疾病风险，但是它们不能替代药物治疗。

12　只要按时吃药控制血糖，就能预防冠心病？

糖尿病患者血糖升高只是糖尿病代谢中的一种表现形式，对心血管疾病的影响虽然与绝对血糖值有关，但糖尿病患者的胰岛素抵抗及对心肌代谢的影响是持续存在的。即使血糖值稳定，也只能延缓或降低心血管疾病的风险，无法完全预防冠心病。当然，糖尿病患者控制血糖是延缓心血管疾病发生的第一步，同时还要积极控制高血压、服用他汀类药物控制血脂，以及改善生活方式，才会最大限度地预防冠心病发生。

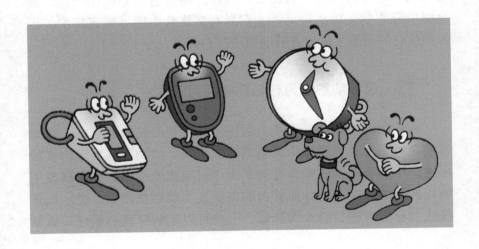

13 瘦的人不会得冠心病吗？

不一定。一般来说肥胖者的血压、血糖和血脂都偏高，因此患心脏病的概率就高，所以医生经常要求人们要减肥瘦身，保持适当的体重。但身体偏瘦的人绝对不可因此而放松警惕，因为能够引发心脏病的因素很多，如人体内高半胱氨酸过多、情绪长期抑郁或紧张、不爱运动等，这些因素与人的体形关系不大。另外，高血压、高血糖和高血脂等疾病也不是肥胖者的"专利"，瘦人同样会得这些疾病，希望大家能够做好每年的体检，及时干预。

14 不吃肉就不会得冠心病吗？

很多人为了预防冠心病而拒绝高脂的肉类食品，这种做法是不对的。实践证明，人如果长期坚持只食用蔬菜和水果等低脂肪食品，会导致糖类的摄入量过高，使人体不得不分泌更多的胰岛素来帮助消化糖类，从而会引起人体内一连串的变化，如使高密度脂蛋白等对人体有益的脂量降低、甘油三酯等对人体有害的脂量升高，这些变化会损害血管，其结果与患有高脂血症一样，都会引发冠心病。由此可见，人们只有在饮食中遵循荤素搭配、粗细粮结合的原则才能更有效地预防冠心病。

15 冠心病患者为什么要吃阿司匹林？

从最初的消炎止痛作用，到预防和治疗心脑血管疾病，再到目前在肿瘤及其他领域中最新的研究进展，阿司匹林展现出多种用途。小剂量阿司匹林具有抑制血小板聚集的作用，如果在使用阿司匹林的情况下动脉血管内的斑块发生糜烂或溃破，血小板聚集成血栓的可能性就大大降低，因此可以起到降低心肌梗死或脑梗风险的作用。

16 除了冠心病患者，还建议哪些人群长期服用阿司匹林？

按照目前阿司匹林临床应用的专家共识，动脉硬化性心血管疾病的患者，包括冠心病、安装过心脏支架、急性心肌梗死、既往心肌梗死、冠状动脉搭桥术后、颈动脉狭窄、急性脑梗死、既往脑梗死及一过性脑缺血患者，只要没有禁忌证，都应长期口服阿司匹林，用量是每天75～150毫克。另外，合并以下3项及以上危险因素者，也建议长期服用阿司匹林，用量是每天75～100毫克。

▶ 年龄：男性≥50岁或女性绝经期后。

▶ 高血压：血压应控制到＜140/90 mmHg。

▶ 高胆固醇血症：总胆固醇（TC）＞6.22 mmol/L（240 mg/dl）或低密度脂蛋白胆固醇LDL-C≥4.14 mmol/L（160 mg/dl）。

▶ 糖尿病：空腹血糖≥7.0 mmol/L或餐后血糖≥11.1 mmol/L，糖耐量试验2小时血糖≥11.1 mmol/L。

▶ 早发心血管疾病家族史：一级男性亲属发病＜55岁，一级女性亲属发病＜65岁（一级亲属：父母、子女以及同父母的兄弟姐妹）。

▶ 肥胖，体质指数≥28 kg/m²。

▶ 吸烟。

17 阿司匹林应该什么时候吃？

口服阿司匹林要记住每日餐前半小时温开水送服，长期服用阿司匹林的作用是持续性的，早晚没有多大区别，关键是坚持。

18 阿司匹林有哪些副作用？

任何药物都具有"双面效应"，阿司匹林也不例外。使用过程中最常见的是胃肠道不良反应，包括恶心、反酸、胃灼热、不消化，以及消化道出血（黑便，严重者呕血）等。此外，服用阿司匹林出现牙龈出血，皮肤出血点、瘀点、瘀斑也是比较常见的，出现这些情况应该找医生咨询一下是否需要调整剂量。

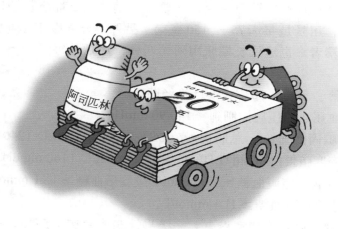

19 哪些人要注意阿司匹林的副作用？

有消化道溃疡、出血病史，或年龄在65岁以上使用激素和消化不良或胃食管反流病、有幽门螺杆菌感染的患者，在使用阿司匹林时应使用胃肠保护药物，减少潜在的胃肠道不良反应。

20 支架植入术后为什么要终生服用阿司匹林？

患者接受支架置入后，血管内皮短时间内无法完全康复，有很大可能性形成新的支架内血栓，积极的抗血小板治疗，在支架内皮化的过程中，阻碍新的血栓形成。

21 只凭心电图能诊断冠心病吗？

答案是否定的。尽管心电图在冠心病诊断中很重要，但还需要结合临床症状、心脏血管造影结果等综合分析诊断。一般我们会利用例如平板运动试验、冠状动脉CT血管成像的方法来辅助诊断冠心病，但是冠状动脉造影仍然是目前诊断冠心病的金标准，只有冠状动脉造影明确冠状动脉血管狭窄程度超过50%才能诊断为冠心病。

22 冠状动脉CT血管造影（CTA）与冠状动脉造影有什么不同？

冠状动脉CTA最大的价值是排除冠心病，也就是说，如果冠状动脉CTA正常，你患冠心病的可能性就很小，不到5%。所以，对于某一个症状不典型的患者，没有高血压病、糖尿病等危险因素，要排除冠心病可能，首选冠状动脉CTA。反过来，若患者有典型的心绞痛，伴有高血压病、糖尿病、吸烟等高危因素，冠心病可能性非常大，这种情况下，首先考虑冠状动脉造影检查。

23 所有怀疑冠心病的病人都要做冠状动脉造影吗？

随着医疗技术的不断进步，冠状动脉造影技术已日趋成熟，全国各大医院都已陆续开展。但大家必须认识到，冠状动脉造影虽是确诊冠心病的手段，但却不是"筛查"冠心病的方法。造影手术毕竟是有创性的手术，在决定行冠状动脉造影手术前，我们必须对患者进行详细的评估，也可以通过心电图平板试验、心肌核素扫描检查、门诊冠状动脉CT造影等方法来筛选冠心病，不一定所有病人都要造影。

24　什么是冠状动脉造影？

　　冠状动脉造影是一项有创检查，操作时首先在病人的手臂上或大腿根部用针穿刺一条动脉，然后插入一根鞘管，建立一条体外与血管内联通的通道，当然这个鞘管有个阀门能防止血液流出来。随后通过这个通道插入一根细的、有特殊弯曲的塑料管到心脏血管开口处，这根导管在体内走到什么部位，医生是需要一种特殊的数字减影X线机器来监视，这个机器叫DSA，所以有时冠状动脉造影也叫DSA检查。当导管插到位置后，医生就通过导管在血管内注射一种不透X线的药物，叫造影剂或者对比剂，在X线下将血管与心肌组织区别开来，观察血管的形状、有无狭窄存在，并在不同的角度拍照，就是冠状动脉造影检查。对于典型的心绞痛患者，冠状动脉造影是必须的，通过这些检查来确定血管的狭窄程度。

25　造影手术的导管从何处进入体内？

　　冠状动脉造影的径路主要是有两条，一条是通过穿刺手腕部桡动脉将造影导管送至冠状动脉口；另一条途径是经大腿股动脉送入。这两种入路创伤小，均为局部麻醉，所送入的动脉鞘管粗细也只有2 mm。目前我们常规选择的是经桡动脉途径，术后患者可下床活动，而穿刺股动脉后则需平卧24小时，另外穿刺股动脉后所出现的血肿、假性动脉瘤等并发症也多于经桡动脉途径。

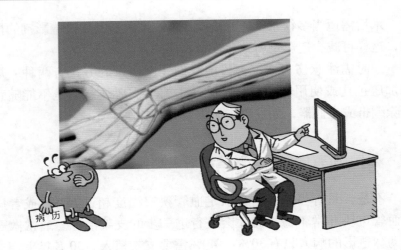

病历

26 造影用的造影剂中含有碘，患有甲状腺疾病的患者能做冠状动脉造影吗？

为了在X线下区别血管和心肌组织，冠状动脉造影时需要在血管内灌注造影剂。造影剂中含有微量的碘剂，它们以络合的方式紧密结合在药物中，通常不会释放出来，造影后随小便排泄掉了；加上造影剂是一次性的，使用的药物剂量小，通常不会对甲状腺功能造成影响，所以不必担心这个问题，患有甲状腺疾病者也能做冠状动脉造影检查。

27 患者如何配合手术安全进行？

手术前，医生会对每位患者进行充分评估，包括术前检查和药物准备。

如今的冠状动脉造影手术已经相当成熟，操作安全，患者不必过于紧张。焦虑的情绪可能导致桡动脉痉挛的概率增加，术中切勿乱动、深吸气或剧烈咳嗽，在影响造影质量的同时也可能会导致血管开口夹层等严重并发症。

术后需适当多饮水（通常要喝2瓶矿泉水）以加快造影剂的排出，这样可减少造影剂所致急性肾损伤的发生。

同时需注意伤口情况，目前我们处理伤口的方式有两种：局部加压包扎或使用专门的桡动脉压迫器。需要注意的是不能随意拆除绷带或止血器，如发现渗血需及时通知医生。

28 所有做冠状动脉造影病人都要放支架吗？

不是，只有当造影结果认定血管狭窄程度超过75%，或者病变血管斑块非常不稳定时才会进行进一步的支架治疗。通常做冠状动脉造影的病人只有30% ~ 40%需要支架植入。30多年来，支架的发展可谓迅速，其实支架的原理很简单（见下图），通过气囊扩张将支架释放并使得原本严重狭窄或已经闭塞的冠状动脉血管直径恢复至正常或接近正常，从而达到改善心肌供血的效果。特

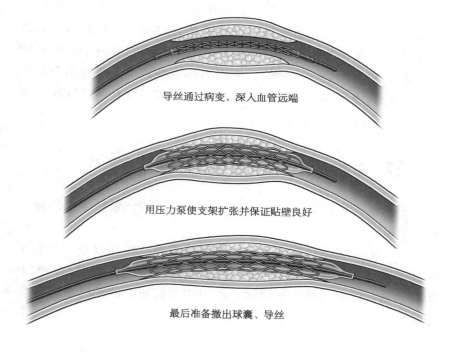

导丝通过病变，深入血管远端

用压力泵使支架扩张并保证贴壁良好

最后准备撤出球囊、导丝

别是对于急性心肌梗死的患者，通过支架可以迅速地开通堵死的血管，使这些生命垂危的患者转危为安，同时创伤又非常小。

29 支架在血管内如何固定？不同的体位会导致支架移动位置吗？

支架是非常细的金属钢丝，在血管内狭窄部位安装时用球囊、加压释放，钢丝深深地嵌入血管壁的组织中，嵌在肉内是不可能滑动的。当支架上的药物释放干净后，血管壁内的内皮细胞、平滑肌细胞就会把支架包裹，使支架埋在血管壁中，无论你如何活动，都是不可能移动位置的。

30 支架为什么那么贵？

实际上，支架、任何创新器械的研发都包括知识产权、前期研发投入等，厂家花钱很多，这些费用都要计入成本，也就决定了它们不可能变得非常"平民化"，即使有医保的患者，植入一枚支架的总支出也要在万元左右。有人说支架已经过时了，应该使用一些新的技术治疗冠心病。事实上，虽然有很多新的技术曾经昙花一现，也有很多技术历久弥新，而支架在冠状动脉介入中一直很坚挺地屹立不倒，而且还在不断创新、发展。心脏支架也是被医学史上肯定的12项突破性发明之一。

31 支架在血管内能管多长时间？能保终生吗？

理论上支架是管终生的，但取决几个条件：① 支架是对血管中狭窄的一段进行支撑，如果不出现再狭窄，安装支架的一段血管会通畅一辈子，但其他没有安装支架的血管段出现动脉粥样硬化斑块，病人也同样会发病。② 支架安装的一段血管少数病人由于血管反应性增生，有3% ～ 7%的病人在支架后一段时间内会发生再狭窄，这部分病人需要重新处理，就不能管终生了。

32 进口支架比国产支架好吗？

目前国产与进口支架质量相当。其实，放支架和用药一样，是选择对病人最合适的。不同厂家、不同型号的支架以及不同长度的支架都有一定的特点，医生会根据病变的特点选择不同的支架。比如，有的支架有比较长的型号，有的支架支撑力比较强等，至于是否国产和进口，倒不一定是需要主要考虑的问题。

33 装了支架就不用吃药了吗？

很多装了支架的冠心病患者认为，装上支架，解决了血管狭窄的问题，冠心病就痊愈了，这是非常错误的。支架只是处理了血管最狭窄的地方，如果不吃药，其他部位的血管也同样会发生狭窄。另外，不用药支架内也会长血栓，出现再狭窄；因此，对已经确诊冠心病的患者，无论是否置入支架，都需要采用合适的生活方式及积极的药物干预，安装了支架的病人更应该积极坚持用药，防止冠心病进一步发展。

34 支架植入后可以做磁共振检查吗？

患者装了支架在6个月以后就可以安全地进行磁共振检查。早在2007年美国心脏学会就明确指出，几乎所有上市的冠状动脉支架产品都已经过测试，支架产品在≤3.0 T磁共振检查中都是安全的。

35 支架装好后，将来要取出来吗？

支架很薄，厚度大概在0.08～0.1毫米之间。在植入人体，血管内皮细胞生长愈合后，血管内皮会将支架覆盖起来，长在血管的壁中，因此目前的心脏支架一旦植入人体就无法取出。

36 植入支架后，血管是不是就不会再堵住了？

支架置入手术只是解决动脉粥样硬化的一部分病变，冠心病是一个慢性、逐渐进展的过程，即使放支架那条血管打通了，其他部位、其他血管也可能出现动脉粥样硬化，发生狭窄。患者还要服用药物来预防动脉粥样硬化斑块破裂和血栓形成，像阿司匹林这样的药物就要终生服用。如果患者除了冠心病，同时还合并高血压、高胆固醇血症、吸烟等，术后必须控制这些危险因素，管理好相关指标，例如：高血压患者要控制血压在130/80 mmHg以下，高血脂患者低密度脂蛋白胆固醇（坏胆固醇）要小于1.8～2.0 mmol/L，吸烟的患者要戒烟，糖尿病患者要控制糖化血红蛋白小于7%，综合治理，才能保证血管不会再堵塞。

37 得了冠心病后，还能有正常的夫妻生活吗？

许多人错误认为冠心病患者的夫妻生活会诱发患者再次发病。事实上，这种情况很少发生。通常夫妻生活可使心率加快到130次/分，随之血压也会有所升高，这个心率水平仅仅相当于中等强度的运动。如果患者能够在10～15秒内爬完20步楼梯未感呼吸急促、胸痛等症状，心跳与安静时相比增加不超过20～30次/分，或进行心脏负荷试验，最大心脏负荷＞5METs，进行性生活是安全的。METs称为代谢当量，是指运动时代谢率对安静时代谢率的倍数，用来评估运动时热量消耗的大小；医院可以做这个检查。人在坐着不动的时候，身体的METs为1；性生活时METs在3～5之间。

一般情况下，我们建议患者出院2～4周后可以重新开始夫妻生活，量力而为。如患者在夫妻生活时出现心绞痛或其他相关不适，应及时停止并就医，同时我们建议患者在性生活的时候随时备用硝酸甘油。要特别提醒患者，西地那非（伟哥）类药物与硝酸甘油最好不要同时使用，以避免出现严重低血压。

下列这些患者属于夫妻生活高危人群，不建议进行夫妻生活，需要等待疾病得到良好控制之后再考虑。这类人群主要指：不稳定性心绞痛；血压未控制（在180/110 mmHg以上）；存在明显心衰表现（心功能NYHA分级Ⅲ/Ⅳ级）；心肌梗死后2周内；肥厚型梗阻型心肌病；中、重度瓣膜病，尤其是重度主动脉瓣狭窄的患者。

㊳ 装了支架的冠心病患者为什么要特别强调戒烟?

烟草可以通过多种途径增加患冠心病的风险，迄今为止人们发现，吸烟导致冠心病发生发展的机制可能与损伤血管内皮功能和诱发血管痉挛、加重炎症反应、破坏体内凝血和纤溶系统平衡、促进脂代谢异常、导致氧化应激反应、促进同型半胱氨酸升高、加重高血压、降低心脏自主神经功能的恢复效果、遗传易感性、与药物相互作用等因素有关。这些机制大家可能觉得很复杂，没关系，你只要知道吸烟导致冠心病的途径多种多样就行了，如果把冠心病比作一场火灾，吸烟就是引燃大火的那根火柴。

与不吸烟者相比，吸烟者的寿命将缩短10年以上，如果你在40岁之前戒烟，那么吸烟相关的疾病风险将会降低90%；支架手术后吸烟，血管再堵塞的风险成倍增加，因此，越早戒烟带来的

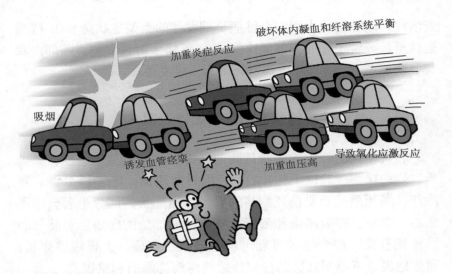

获益越大，但任何时候戒烟都为时不晚。

39 冠状动脉植入支架后，如何运动？

运动是预防冠心病复发的手段。其实，冠心病的本质是生活方式病。大量研究表明，药物治疗基础上加上安装支架之后，与改善生活方式相结合是预防冠心病复发最有效的策略。生活方式干预重要的一环就是运动。目前，运动不仅是健身手段，也是防治冠心病的措施，已获得医学界的肯定。研究证实，通过有效强度的运动刺激，可改善血管内皮功能，稳定冠状动脉斑块，促进侧支循环建立，改善心功能，降低再住院率和死亡率，提高生活质量。

40 哪些情况下胸部疼痛时不可以忍着，不可以等待疼痛消失？

心前区疼痛是心脏病的早期症状，忽视早期症状是很危险的。正确的做法是如果胸痛超过20分钟不缓解，应该是赶紧送医院检查治疗，以防酿成大祸。心脏病早期发作的典型症状是：① 持续数秒至数分钟不等的胸前区疼痛；② 疼痛放射到双肩、颈部或双臂；胸部不适，并伴随气短、轻微的头痛或恶心。

41　急性缺血性胸痛的症状如何识别?

心肌梗死的标志性症状是胸前区疼痛，可以呈压迫性、紧缩感、烧灼样，一般位于胸骨后，持续时间较长，超过15分钟；冒冷汗、濒死感是心肌梗死胸痛的典型伴随症状，部分患者会出现恶心、呕吐、呼吸困难和晕厥；身体其他部位的疼痛也可能与心肌梗死有关，部分患者可能出现下颌痛、背痛、上腹痛等症状，通俗地说，下颚到肚脐的任何持续性疼痛都需引起重视。

42　发生急性心肌梗死时在家中该怎么办?

一旦发现疑似心肌梗死的胸痛症状，请立即停止体力活动，马上坐下或躺下；如果休息1～2分钟后胸痛症状没有缓解，有冠心病病史、医生曾经处方开过硝酸甘油的患者可以舌下含服硝酸甘油1片，如果3～5分钟症状不缓解可以加服1片，如果还是效果不佳，一定要尽快前往医院。注意：硝酸甘油不是"万灵丹"，使用前最好检测血压，保证没有低血压存在；硝酸甘油不可频繁使用，不可根据"自我感觉"借来随意使用，以免救命药用错害命。此外，没有硝酸甘油片，也可以用麝香保心丸、救心丸、复方丹参滴丸等药物代替。急性胸痛可能发生致命性危害，因此应尽快拨打120，尽量选择救护车去医院急诊，进入胸痛绿色通道。

43　急性心肌梗死时，我们是如何抢救血管的?

心肌梗死最佳的救治时间是前120分钟! 尽早把血管打通，恢复心肌血供；在发病（ST段抬高型心肌梗死）12小时以内也都可以抢救受损的心肌。要记住，"时间就是心肌！心肌就是生命！"

介入治疗：目前为止，急诊支架植入，打通血管是最为迅速的、成功率最高的血管再通方式。

药物溶栓：就是使用血栓溶解药物将冠状动脉内的血栓溶解掉实现血管的再通，建议溶栓在发病后12个小时内进行，因为一开始形成的血栓较松软，溶栓容易成功，但是合并脑血管疾病的患者溶栓要谨慎，因为这类患者溶栓后容易产生脑出血等严重并发症。

44 急性心肌梗死能药物保守治疗吗？

急性心肌梗死如果在12小时以内最佳方法是介入手术治疗；超过12小时的病人最好也做冠状动脉造影了解血管情况。药物保守治疗风险大，除非是存在禁忌证的病人，比如急性发热、严重感染、对造影剂过敏等。有些冠心病患者认为手术有风险，在紧急时刻不愿选择急诊介入手术。资料表明，在我国仅有30%的急性心绞痛、急性心肌梗死等患者在发病后6小时内接受了紧急介入手术，高达70%的急性冠心病患者由于种种原因选择了药物保守治疗，效果很不理想。因此，要改变这种认识上的误区，在发生急性心肌梗死时，介入治疗无疑是一种明智的选择。

45 得了冠心病、心肌梗死后还能长寿吗？

能！就单个疾病的成活时间而言，冠心病、心肌梗死就是一次临床事件，如果早期发现、及时处理、挽救大量的心肌细胞，一次心肌梗死的影响也与一次肺炎差别不大。如果在以后的日子里加强二级预防，保证其他部位动脉粥样硬化不继续进展，采用得力措施避免心血管事件的再次发作，心肌梗死病人也照样可以长寿，临床上活到90多岁心肌梗死病人很常见。因此，得了心肌梗死不要背上心理包袱。

46 心肌梗死后，要好好补一补吗？

其实完全不需要。因为心肌梗死后心肌部分坏死，心肌会发生重构，逐渐引发心功能不全。对于患者而言，多食多餐、液体容量过多、摄入高能量食物以及易引起腹胀的饮料会导致胃肠道血流增加，而使心脏供血减少，并且加重心脏负担，诱发急性心衰的发作。

47 心肌梗死患者出院后，不能再运动了？

这种说法不全对。以体力活动为基础的心脏康复可降低急性心肌梗死患者的再梗死发生率，有助于提高运动耐量和生活质量。建议患者在专业医生的指导下进行运动负荷试验，客观地评估自己的运动能力，制订合理的日常活动及运动康复计划。建议病情稳定者出院后每日进行30～60分钟中等强度有氧运动（如快步走等），每周至少5天，活动因人而异，应循序渐进，避免诱发心绞痛和心力衰竭。

48 何谓心肌桥，心肌桥需要安装支架吗？

正常人的心脏血管是长在心脏表面的，但是有一部分人血管发育出了问题，一段心脏的血管穿过部分心肌，长到了心肌内，这样一段心肌就像大桥一样跨在血管上。当心肌收缩的时候就会对桥下的血管发生挤压，导致血管狭窄、心肌缺血。这种情况在心跳快（激动、跑步、吵架、紧张时等）时多发，产生胸闷、胸痛症状，这就是心肌桥。

通常心肌桥的治疗包括2个方面：一是降低心率和心肌收缩力，减少压迫，主要用美托洛尔、地尔硫䓬等降低心率的药物。二是提高心肌的缺血耐受力，使用曲美他嗪等药物。硝酸甘油片会增加心率，使用后可能加重胸痛症状，一般不用。因为心肌桥处血管壁薄，容易破裂、再狭窄，以往的临床研究发现支架治疗风险大、好处少，现在基本不用支架治疗。严重的心肌桥病人可以外科手术治疗，但这种病人临床上罕见，主要是药物保守治疗。

49 何为变异性心绞痛？如何治疗？

变异性心绞痛的机制主要是斑块狭窄不严重，但血管高反应性，容易出现痉挛、收缩、胸痛。这类病人需要强化药物治疗，使用缓解痉挛的方法，避免血管收缩，一般不采用支架治疗。

50 何为微血管心绞痛？有生命危险吗？

微血管心绞痛是指病人存在胸痛、胸闷的症状，心电图有心肌缺血的改变，冠状动脉造影检查正常，未见明显狭窄，但血流速度明显减慢。这种病人的微小血管功能出了问题，血流不畅，在吸烟及中年女性病人中多见。虽然病人症状明显，但这些病人通常不严重，不会危及生命。治疗以改善生活方式、药物治疗为主，可以采用硝酸盐类药物、曲美他嗪、尼可地尔、中成药麝香保心丸等治疗，通常有良好的效果，不需要支架手术治疗。

第五章
高 血 压

Jennifer供职于一家大会计师事务所，父母生活在北方。她从小成绩优异，性情爽直。4年前大学毕业来到上海工作，是一位拼命女郎，除了加班就剩加班了，短短几年就快成合伙人了。不过，工作太忙，就对家人疏于照顾。前段时间父母来电话说，家里舅舅发现了急性脑梗死，还好抢救及时，未酿成严重后果，母亲说最近自己的血压波动挺大的。Jennifer挺担心的，赶忙给母亲买了可以远程监测的血压计，可以在上海就了解自己母亲的血压情况，好帮母亲督促监测。顺便给自己量了一个血压，电子屏上显示150/98 mmHg，吓了自己一跳。她高血压了吗？怎么才30出头就血压高了呢？她该注意什么呢？

一、基础知识

1 什么是高血压？

高血压是指动脉血压增高（通常测量手臂的动脉——肱动脉的压力）。目前我国高血压指南定义高血压为诊室测手臂血压，收缩压≥140 mmHg，或舒张压≥90 mmHg。

医学界按高血压的程度进行了分级，见表5-1和表5-2。

表5-1 血压水平的定义和分级

级 别	收缩压(mmHg)		舒张压(mmHg)
正常血压	< 120	和	< 80
正常高值血压	120 ～ 139	和（或）	80 ～ 89
高血压	≥ 140	和（或）	≥ 90
1级高血压（轻度）	140 ～ 159	和（或）	90 ～ 99
2级高血压（中度）	160 ～ 179	和（或）	100 ～ 109
3级高血压（重度）	≥ 180	和（或）	≥ 110
单纯收缩期高血压	≥ 140	和	< 90

注：① 若患者的收缩压与舒张压分属不同级别时，则以较高的级别为准；② 单纯收缩期高血压也可按照收缩压水平分为1、2、3级。

表5-2 24小时动态血压高血压的定义
（引自2013年ESH/ESC高血压管理指南）

	收缩压（mmHg）		舒张压（mmHg）
诊室血压	≥ 140	和/或	≥ 90
动态血压			
白天（或清醒状态）平均	≥ 135	和/或	≥ 85
晚上（或睡眠状态）平均	≥ 120	和/或	≥ 70
24小时平均	≥ 130	和/或	≥ 80
家庭自测血压	≥ 135	和/或	≥ 85

② 如何确定是高血压？

测量血压的方法有创伤性及无创性两类方法。① 创伤性测量：直接穿刺动脉，在血管内插入导管测量，通常在心血管造影检查、麻醉、抢救中应用。② 医院诊室测血压：指在医院门诊或者病房，由医生通过水银汞柱血压计或者电子血压计给病人绑上袖带，充气加压后测到的血压。由于医生接受过专业训练的原因，检测较准确；但部分病人见到医生后紧张，存在白大衣效应，即在医院血压高，回家后血压正常。③ 24小时动态血压监测：在医院安装上一个小机器，带回家后机器定时自动测量病人血压，能反映病人血压的动态改变。④ 家庭自测血压：指病人自己在家应用家用血压计测量的血压，更能反映血压的自然状态。国外的研究表明，这些方法同等有效。只要在休息15分钟以上、不同的时间内2次以上测量血压超过140/90 mmHg，就是高血压。

3 为什么会出现高血压？

目前高血压病因还没有完全搞清楚，与基因问题遗传、精神紧张（交感神经兴奋）、内分泌失调、肥胖、酗酒、糖尿病血管硬化等多种因素有关。按照高血压的原因进行高血压分类：原发性高血压和继发性高血压。基于目前的医学发展水平和检查手段，能够发现导致血压升高的确切病因，称之为继发性高血压；反之，不能发现导致血压升高的确切病因，则称为原发性高血压。原发性高血压占90%以上。

原发性高血压除了遗传因素不能控制以外，目前明确的高血压病因还包括水钠潴留、神经内分泌活性增高、肥胖代谢等可控制因素，这一部分是可以通过生活方式的调整来改善的。

继发性高血压的原因更多，如库欣综合征、醛固酮增多症、甲状腺功能亢进、肾动脉狭窄、肾功能不全等。

4 高血压有哪些危害？

高血压的危害在于：① 血压急剧升高，导致动脉破裂，出现脑出血等问题危及生命。② 血压长期升高，出现内脏功能的慢性损害。例如大脑：发生脑出血及脑梗死的大多数病人与高血压有关，是我国的重要死亡原因；心脏：诱发动脉粥样硬化、动脉堵塞、冠心病心绞痛、心力衰竭发生；肾脏：诱发肾功能不全、出现尿毒症死亡。

高血压的慢性损害早期没有任何症状，一旦发生心肌梗死或者脑梗死，病人及其家人的生活质量将严重受损，这个时候就不是一粒普通的降血压药可以控制病情和挽救心肌的了。因此，早期发现血压升高，积极控制血压非常重要，千万不可讳疾忌医。

⑤ 哪些人容易出现高血压？

Jennifer的母亲有高血压病，那么Jennifer就属于高血压病的易感人群，遗传是一类很重要的危险因素。

其次，工作压力大、焦虑、不注意锻炼，工作状态是久坐的人群，吃的也比较咸，摄入的饱和脂肪酸较多，那么这些生活方式将导致体型肥胖，腹围较大，为高血压的易患人群。

睡眠呼吸暂停也是很常见的一类易感高血压的人群，如果出现睡眠呼吸暂停，必须要好好治疗啦。

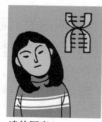 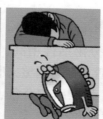 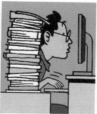 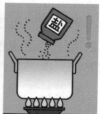

遗传因素　　　　缺少锻炼　　　　过度疲劳　　　　饮食偏咸

⑥ 什么是高血压危象？哪些高血压需要到医院急诊处理？

高血压危象指短期内血压急剧升高（收缩压＞180 mmHg或舒

张压＞120 mmHg)，常伴有一系列严重症状，甚至危及生命的一类情况，分为高血压急症和高血压亚急症两大类。

高血压急症：指血压急剧升高并伴发急性内脏功能的损害（表1），包括高血压脑病、脑梗死、颅内出血、急性左心衰竭、主动脉夹层、肾功能衰竭、子痫。高血压急症需要急诊或住院处理，静脉用药控制血压。高血压脑病为高血压急症中的一种，以急性脑水肿、颅内压升高、脑功能障碍为主，病人出现头痛、视物模糊、呕吐、意识障碍。

高血压亚急症指虽然血压显著升高（＞180/120 mmHg）但不伴急性靶器官损害，通常不需要急诊处理，但应立即给予口服降压药物联合治疗，并仔细评估和监测高血压导致的靶器官损害，确定高血压的可能原因。

常见的需要到医院急诊的高血压见表5-3。

表5-3　常见的需要到医院急诊的高血压

伴有视乳头水肿的急进型恶性高血压
脑血管 　高血压脑病（头痛、恶性、呕吐、看东西不清楚） 　动脉硬化性脑梗死具有严重高血压者（高血压伴有明显卒中症状） 　颅内出血（高血压、四肢活动异常）
高血压病伴以下心脏病发作 　急性主动脉夹层（高血压剧烈胸痛） 　急性左心功能衰竭（高血压剧烈呼吸困难、出冷汗、不能平卧） 　急性心肌梗死（高血压胸痛、胸闷20分钟不好转） 　冠脉搭桥术后（心脏手术后血压控制不好）
高血压、肾脏疾病 　急性肾小球肾炎 　肾移植后严重高血压
循环儿茶酚胺水平过高 　嗜铬细胞瘤（血压突然剧烈升高，有时又正常，忽高忽低） 突然停抗高血压药物后的血压剧烈反弹

（续表）

子痫（怀孕后高血压伴有抽筋）
外科情况
术后严重高血压
高血压患者术后血管缝线出血

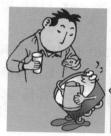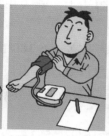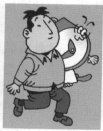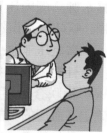

坚持服药　　　自测血压、心率，做　　定期检查　　　有严重症状时及时
　　　　　　　好记录　　　　　　　　　　　　　　　就诊

　　高血压危象的症状与体征非常明显，若不给予处理，病人可能很快死于严重的脑损伤或肾损伤。若无有效的治疗手段，恶性高血压1年生存率不超过25%，5年生存率不超过1%；所以要高度重视。

⑦ 治疗高血压有哪些方法？

　　高血压的治疗方法分为药物治疗及非药物治疗两大类。

　　▶ 非药物治疗：① 行为干预：就是改变生活习惯，多运动，控制体重（体重降低1千克血压可下降2～4 mmHg），少吃盐，改善睡眠质量，多吃蔬菜水果等健康生活方式，这些方法也可以控制血压，并不是所有的高血压均需要吃药治疗。② 高血压手术治疗：包括肾动脉交感神经射频消融治疗、颈动脉迷走神经刺激仪治疗、下肢动静脉造瘘分流治疗等方法。期望采用手术的方法降低血压。

　　▶ 药物治疗：服用抗高血压的西药、中药，是高血压治疗的主要方法。

⑧ 常用高血压非药物降压措施的内容及效果预测

常用高血压非药物降压措施的内容及效果预测见表5-4。

表5-4 常用高血压非药物降压措施及效果预测

措施	目标	具体方法	预计收缩压下降范围
减少钠盐摄入	每人每日食盐量逐步降至6克以下	日常生活中食盐主要来源为腌制、卤制、泡制的食品以及烹饪用盐，应尽量少用上述食品 建议在烹调时尽可能用量具（如盐勺）称量加用的食盐 用替代产品，如代用盐、食醋等	2～8 mmHg
规律运动	强度：中等量；每周3～5次；每次持续30分钟左右	运动的形式可以根据自己的爱好灵活选择，步行、快走、慢跑、游泳、气功、太极拳等均可 应注意量力而行，循序渐进。运动的强度可通过心率来反映，可参考脉率公式 目标对象为没有严重心血管病的患者	4～9 mmHg
合理膳食	营养均衡	食用油，包括植物油（素油），每人＜25克/日 少吃或不吃肥肉和动物内脏 其他动物性食品也不应超过50～100克/日 多吃蔬菜、水果，每日400克 每人每周可吃蛋类5个 适量豆制品或鱼类、奶类	8～14 mmHg
控制体重	BMI（kg/m²）＜24；腰围：男性＜85厘米，女性＜80厘米	减少总的食物摄入量 增加足够的活动量 肥胖者若非药物治疗效果不理想，可考虑辅助用减肥药物	5～20mmHg/减重

（续表）

措施	目标	具体方法	预计收缩压下降范围
戒烟	彻底戒烟；避免被动吸烟	宣传吸烟危害与戒烟的益处 为有意戒烟者提供戒烟帮助。 一般推荐采用突然戒烟法，在戒烟日完全戒烟 戒烟咨询与戒烟药物结合 公共场所禁烟，避免被动吸烟	——
限制饮酒	每天白酒＜1两，葡萄酒＜2两，啤酒＜5两	宣传过量饮酒的危害：过量饮酒易患高血压 高血压患者不提倡饮酒 酗酒者逐渐减量；酒瘾严重者，可借助药物	2～4 mmHg

9 临床常用降压药物及其用法

临床常用降压药物及其用法见表5-5。高血压患者要在临床医生指导下用药。

表5-5 临床常用降压药物及其用法

口服降压药物	每天剂量（mg）	分服次数	主要不良反应
噻嗪类			血钾降低，血钠降低，血尿酸升高
双氢氯噻嗪	12.5～25	1	
氯噻酮	12.5～25	1	
吲哒帕胺	0.625～2.5	1	
吲哒帕胺缓释片	1.5	1	
襻利尿药			血钾降低

（续表）

口服降压药物	每天剂量（mg）	分服次数	主要不良反应
呋塞米	20 ～ 80	2	
保钾利尿药			血钾增高
阿米洛利	5 ～ 10	1 ～ 2	
氨苯蝶啶	25 ～ 100	1 ～ 2	
醛固酮受体拮抗剂			血钾增高
螺内酯	25 ～ 50	1 ～ 2	
β 受体阻滞剂			支气管痉挛，心功能抑制
普萘洛尔	30 ～ 90	2 ～ 3	
美托洛尔	50 ～ 100	1 ～ 2	
阿替洛尔	12.5 ～ 50	1 ～ 2	
倍他洛尔	5 ～ 20	1	
比索洛尔	2.5 ～ 10	1	
α/β 受体阻滞剂			体位性低血压，支气管痉挛
拉贝洛尔	200 ～ 600	2	
卡维地洛	12.5 ～ 50	2	
阿罗洛尔	10 ～ 20	1 ～ 2	
血管紧张素转换抑制剂（ACEI）			咳嗽，血钾升高，血管性水肿
卡托普利	25 ～ 100	2 ～ 3	
依那普利	5 ～ 40	2	
苯那普利	5 ～ 40	1 ～ 2	

（续表）

口服降压药物	每天剂量（mg）	分服次数	主要不良反应
赖诺普利	5～40	1	
雷米普利	1.25～20	1	
福辛普利	10～40	1	
西拉普利	2.5～5	1	
培哚普利	4～8	1	
喹那普利	10～40	1	
群多普利	0.5～4	1	
地拉普利	15～60	2	
咪哒普利	2.5～10	1	
血管紧张素Ⅱ受体阻滞剂（ARB）类			血钾升高，血管性水肿
氯沙坦	25～100	1	
缬沙坦	80～160	1	
厄贝沙坦	150～300	1	
坎地沙坦	8～32	1	
替米沙坦	20～80	1	
奥美沙坦	20～40	1	
钙拮抗剂			
二氢吡啶类			水肿，头痛，颜面潮红
氨氯地平	2.5～10	1	
非洛地平	2.5～20	1	
尼卡地平	60～90	2	
硝苯地平			

（续表）

口服降压药物	每天剂量（mg）	分服次数	主要不良反应
缓释片	10～20	2	
控释片	30～60	1	
尼群地平	20～60	2	
尼索地平	10～40	1	
拉西地平	4～6	1	
乐卡地平	10～20	1	
非二氢吡啶类			房室传导阻滞，心功能抑制
维拉帕米	90～180	3	
地尔硫草	90～360	3	
α 受体阻滞剂			体位性低血压
多沙唑嗪	1～16	1	
哌唑嗪	2～20	2～3	
特拉唑嗪	1～20	1～2	
中枢作用药物			
利血平	0.05～0.25	1	抑郁，心动过缓，消化性溃疡
可乐定	0.1～0.8	2～3	低血压
可乐定贴片	0.25	1/周	皮肤过敏
甲多巴	250～1 000	2～3	肝功能损害，免疫失调
莫索尼定	0.2～0.4	1	镇静

（续表）

口服降压药物	每天剂量（mg）	分服次数	主要不良反应
利美尼定	1	1	心悸，乏力
血管扩张药			
米诺地尔	5～100	1	多毛症
肼屈嗪	25～100	2	狼疮综合征

10 高血压患者什么时候开始药物治疗？

对于高血压病患者需要服药，很多患者都有所顾忌，希望不吃药治疗血压是最好的。事实上，部分轻度血压升高的患者单纯通过饮食和运动确实可以控制血压，但这并不适用于所有高血压病人群。

发现高血压就需要药物治疗的主要情况有：① 首次发现血压超过160/100 mmHg者；② 已有心血管系统疾病的高血压病人，包括动脉斑块形成、冠心病、支架手术后、心力衰竭、糖尿病、肾脏病、脑梗死等，均需要吃药；③ 高血压、心血管疾病危险分层高危的病人。

11 高血压患者为什么要进行危险分析？如何分析？

根据中国高血压病治疗指南，医生会根据每个人的危险因素、靶器官损伤、伴随疾病情况，进行危险分层。根据危险分层，进行危险分析的目的在于：① 决定适当地给药时机和药物剂量：对于低危患者，建议给予3个月的生活方式调整期，通过运动、饮食、自我监测血压的方式来改善血压；若3个月后，血压仍不能达标，我们就要开始启动药物治疗；中危患者的宽限期是1个月；但对于高危和很高危的患者，必须立即启动药物治疗。② 找出预后差的重点人群，进行强化治疗，重点监测及保护（表5-6）。

表5-6　高血压患者心血管危险分层

其他危险因素和病史	血压 (mmHg)		
	1级高血压	2级高血压	3级高血压
	收缩压（SBP）140～159	SBP 160～179	SBP ≥ 180
	或舒张压（DBP）90～99	或DBP100～109	或DBP ≥ 110
无	低危	中危	高危
1～2个其他危险因素	中危	中危	很高危
≥3个其他危险因素或靶器官损害	高危	高危	很高危
临床并发症或合并糖尿病	很高危	很高危	很高危

将合并糖尿病患者划为很高危人群。

常见的危险因素通常是吸烟、高脂血症、糖尿病、冠心病、心力衰竭、肾脏病等，一般高血压合并3个以上危险因素问题肯定是高危病人了。

12　高血压的控制目标是多少？

降压目标简单来说：通过生活方式调整和药物治疗将血压至少下降至≤140/90 mmHg，对糖尿病或者慢性肾病的降压标准更加严格。

新版的高血压病指南定义认为高危高血压患者（合并冠心病、糖尿病、慢性肾病、心衰、卒中）的降压目标必须<130/

80 mmHg。其他人群的降压目标也以＜130/80 mmHg为宜。部分高血压病人可不必立即进行药物干预，可以用生活方式干预的调压手段（运动、饮食等）先行干预，但当收缩压≥140 mmHg时，必须立即启动药物治疗。

13 什么样情况才叫"顽固性高血压"？

在血压测量正确的前提下，大多数高血压病人在改善生活方式的基础上，经药物治疗后血压能得到满意控制，但有少数病人即使服用了搭配合理且可耐受剂量的3种或以上降压药物（包括利尿剂）治疗≥1个月后，血压仍在目标水平之上称为顽固性高血压。

14 顽固性高血压该怎么办？

第一步：需查找血压下降不理想的原因，比如：不注意饮食控制，有吸烟、过多饮酒、喝浓咖啡、高盐高脂低纤维摄入等不良习惯，运动过少，体重控制不力，情绪欠佳，长期焦虑，睡眠障碍，夜间打呼噜严重，伴有慢性疼痛性疾病，不按医嘱服药而是按照病友或药店推荐服药，不定期去医院复诊，是否正在服用升高血压的药物（如口服避孕药、非甾体类抗炎药、糖皮质激素、拟交感类药、环孢霉素、促红细胞生成素、可卡因、甘草、麻黄素等），这些影响因素不清除会严重影响降压药物治疗效果。

第二步：应排除导致顽固性高血压的继发病因，如原发性醛固酮增多症、嗜铬细胞瘤、库欣综合征、垂体瘤、肾实质性病变、肾血管性疾病、系统性红斑狼疮、主动脉缩窄、阻塞性睡眠呼吸暂停综合征等。对高度疑似有继发性高血压的患者，需进一步到相关专科检查明确诊断。

第三步：在专科医生指导下重启另一种更优化的最适合患者的联合治疗方案和降压药物剂量，尽可能选择长效制剂和固定复方制剂，减少服药次数和片数。根据患者个体的血压水平及是否合并靶器官损害和其他相关疾病，选择不同作用机制的降压药物进行组合。部分患者可加用醛固酮拮抗剂、α受体阻滞剂、α/β受体阻滞剂或中枢神经拮抗剂等。顽固性高血压患者在药物调整阶段，每2周复诊1次最佳。有创介入治疗如肾动脉交感神经射频消融术目前仍处于研究阶段，需谨慎和慎重。

二、出院备忘录

住院高血压患者出院后，要注意以下内容，以长期管理血压水平，预防或稳定心脑血管事件发生。

▶ **坚持服药**：高血压患者出院后，必须坚持服用高血压药物来控制血压。降压药不能吃吃停停，调整药物尽量根据医嘱进行。

▶ **自测血压、心率，并做好记录**：建议每次服用降压药物前自测血压、心率，并做好记录，方便随访时回顾血压控制情况。家庭自测血压的记录是调整药物的重要依据。

▶ **定期检查**：高血压患者应注意半年到一年随访一次肝肾功能、血脂、血糖、尿常规（尿白蛋白/肌酐），长期服用利尿剂的

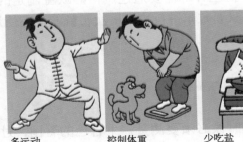

多运动　　　　　控制体重　　　　少吃盐　　　　多吃蔬果

患者，应该随访电解质。

▶ 有严重症状时及时就诊：如果收缩压＞180 mmHg 或舒张压
＞120 mmHg，或已出现头痛、恶心等症状，应及时到医院急诊就
诊，医生根据情况判断，可能需要静脉用药控制血压。

三、常见问题

① 电子血压计可信吗？

一台好的血压计对于诊断高血压尤其重要，在医院门诊最常
用的是水银血压计，但对于家庭监测来说，我们应当选择电子血
压计，不建议任何形式的水银血压计。其实在很多欧美国家已经
摒弃了水银血压计。原因有二：首先，因为水银属于重金属范畴，
无法在自然界降解，一旦泄漏，对环境或生物体造成永久伤害；
第二，水银血压计需要专门培训后才能准确测量，一般人群很难
掌握。

《中国血压测量指南》指出高血压患者在家庭中测血压时，应
选择上臂式电子血压计，测得是上臂肱动脉处的体表动脉压，与
心脏同一水平，此处的血压值的准确性和重复性较好，是家庭血
压测量的优先推荐。

市面上的手臂式电子血压计都需要通过严格的欧盟制定的质
检标准才能够上市销售，只要每年进行校准一次，就能放心使用，
其测量值一定是准确可信的。

② 如何准确测量血压？

在购买电子血压计的时候必须要测量一下自己的臂围，过松

或者过紧的袖带都会导致测量误差。仔细阅读如果绑扎袖带到自己的上臂，袖带连接导管的朝向，这些都不要有错误。

➤ 测量血压前30分钟不吸烟、饮酒或喝茶、咖啡，排空膀胱，至少静坐5分钟。

➤ 测压时必须保持安静，不讲话。

➤ 测压时将上臂放在桌子上，与心脏同一水平，两腿放松、落地。

➤ 选择大小合适的袖带，或大或小的袖带都将影响血压数值。

根据《2012家庭血压监测中国专家共识》建议：

➤ 在血压不稳定或用药起始期间，应每日早（起床后）、晚（睡觉前）各测量1次血压，连续测量5～7天。

➤ 当血压控制良好后，可降低测量频率，每周测量1天。

➤ 将测量的数值科学的记录下来，就医时携带。

➤ 家庭血压≥135/85 mmHg可诊断为高血压，＜130/80 mmHg为正常血压。

➤ 电子血压计使用期间需要定期校准，每年至少1次，可在购买电子血压计处进行校准。

③ 盐、烟、酒如何使血压高起来的？

➤ 盐摄入：普通人群摄盐量每天在9～12克，若将食盐量下降至每天5克，可以在普通人群中降低收缩压1～2 mmHg，在高血压病人群中降低收缩压4～5 mmHg。所以推荐普通人每日的摄盐量不超过6克，这样可以显著降低心脑血管事件发生率。除了我们看得见的每日放到菜里的盐，必须警惕隐形的盐！罐头食品、腌制品、冷冻食品，甚至冰淇淋、面包、甜品。

➤ 酒：中等饮酒量不会引起血压升高，但过度饮酒一定会造成血压升高并导致卒中发生率增加。人生如酒，酒是一定要喝的，我也酷爱红酒和百丽甜酒，我们可以适量饮酒。建议：高血压病

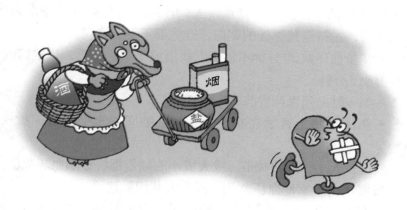

男性每天不超过20 ～ 30克酒精，每周不超过180克酒精；高血压病女性每天不超过10 ～ 20克酒精，每周不超过80克酒精。

▶ 香烟：一定要戒烟。被动吸烟和主动吸烟同样有害，每位高血压病患者均需评估其吸烟状态，吸烟后的15分钟内，血压和心率均有明显的升高。吸烟者的心脑血管发病率非常高！戒烟很难，成功率很低，有必要的话可以辅助药物。

④ 一旦开始吃了降压药物，是不是一辈子都不能停了？

绝大多数高血压患者服用降压药后，都需要终生服用，原因是降压药仅仅是对症治疗，而不是对因治疗，也就是我们常说的"治标不治本"，高血压的原因并没有得到根除，因此停了降压药，血压就又会升高。由于90%以上的高血压都是原发性高血压，也就是目前的医疗水平找不到明确的病因，因此绝大多数高血压患者需要终生服药控制血压。这与是不是开始服用降压药物无关，降压药物不是依赖成瘾性药物。打个比方，服用降压药物对高血压患者来说，就如同吃饭，我们从来不会怀疑是因为吃了平生第一口饭，导致一辈子要吃饭的。吃饭是因为人需要饭提供能量，服降压药是因为高血压患者的需要把血压降下来减少高压力对各脏器的损伤。我们要区别"饭"和"毒品"的差别，很多患者是把降压药当成了具有成瘾性的"毒品"来抗拒，这是非常常见的误区。

5 降压药是不是越晚开始吃越好吗？

年龄不是开始口服降压药物的标准，我们需要根据每个个体的风险评估，血压绝对值来决定何时开始药物降压治疗。千万别认为越晚吃药对自己的身体越好。

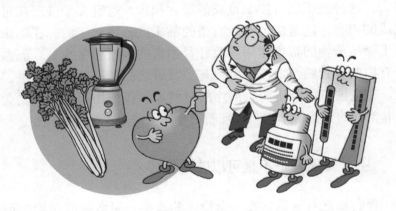

6 刚开始吃药，是不是该吃"差"一点的药？

选择药物，应该根据疗效和副作用来评价，还要结合每个个体合并疾病情况等来综合评估。所谓"差"一点的药，如果能够控制血压到目标水平，而且适合患者个体情况，副作用又不大，那么就不是"差"的药，而只是"便宜"的药。

7 一开始就吃"高级"的药，是不是以后病情加重后会没有药吃了？

如果"高级"药是指降压疗效和对脏器的保护作用强，适合患者个体情况的药，那么当然是先选择"高级"药。再打个比方，高血压患者选择降压药，就像给婴儿选择奶粉，哪个家长不会选择高级一点的奶粉开始吃呢？

⑧ 长期吃降压药，对身体的伤害有多大？

前面讲过降压药需要长期服用，是因为停药就可能出现血压升高，而血管内压力高对各脏器（最主要是脑、心、肾）的损害很大，这种血压没有控制造成的器官损害，远远大于降压药可能造成的损害，这是经过无数大型的临床试验证实了的。在临床上由于降压药物的毒副作用导致肝肾损害的例子非常少见，而血压没有控制导致脑卒中、心肌梗死、肾衰竭的例子却比比皆是。因此，在应该口服降压药物治疗的时候要积极使用药物，一定会带来非常好的获益，不吃药，反而对身体会造成不可逆的损伤。

⑨ 降压药是不是可以吃吃停停？

我们知道血压稳定在一个稳定的水平，对血管的保护作用一定最有效的、最强的，如果降压药物吃吃停停，今天漏了1顿，后天掉了1粒，会使我们本身不稳定的血压产生更大的波动，加重对脏器的损伤，是非常不正确的做法。

⑩ 降压药什么时候吃都一样吗？

降压治疗需要规律服药，但是很多高血压患者不知道这很重要，时常忘了吃药，什么时候记起来了就补上一片；还有些高血压病人只要不舒服就随便找点降压药吃下去，也有一些病人因为早晨要抽血化验，就不吃降压药。这些做法都是既不科学又不安全的。

11 保健品也能降血压吗？

保健品的降压功效根本就没有经过科学的临床认证，有时可能起到的是安慰剂效应。使用这类保健品降压，即使保健品没有危害，也会延误高血压的治疗，降压除了改善生活方式外，应首选正规药物治疗。

12 高血压是老年人才得的病吗？

不少年轻人认为，高血压是老年人才得的病，与自己无关。其实不然，就高血压而言，仅在我国6～18岁的中小学生中，高血压的发病率就已经达到约8%，当然这其中部分是继发于其他疾病而出现的高血压，但是对于有高血压家族史的年轻人，还是应定期测量血压，尤其是30岁以后，以便及早发现，及时治疗，并且纠正诱发血压增高的饮酒、口味过咸等不良习惯。

13 为什么不能把控释片研碎后服用？

有些患者或家属应为担心吞咽的问题或其他的原因，把一些药片研碎后吞服，这并不是一种可以普遍采用的方法。一些名字中带有"控释片"的药物制剂，外部包裹了特殊涂层，来控制药物在体内不同的代谢时间或吸收部位，以达到最佳的治疗效果。研碎药物的做法可能会导致较大剂量药物迅速吸收，有些肠溶剂研碎后会损伤胃黏膜。

14 天天喝芹菜汁就可以降低血压不吃药吗？

经常有患者问起关于食疗是否可以降压，比如芹菜汁。没有临床证据显示长期使用芹菜汁可以降低血压，但长期坚持地中海饮食的习惯对于降低血压是有帮助的，地中海饮食里不单单包括大量蔬菜水果，还包含了富含钙质食品的摄入。需要指出的是这只适用于血压轻度升高的患者，如果血压已经有中度升高，不能单靠食疗，必须服用药物，把血压控制在正常范围内。

15 高血压患者隔天吃一次药物可以吗？

目前大部分的降压药物是一天一次给药，这是由药物本身的代谢和药物动力学决定的，每天1次服药，可以保证体内的药物血药浓度在合理的范围，保证血压能够在24小时控制在稳定水平，较少波动，保护内皮系统。如果隔天服药，就不能达到24小时稳定降压的效果，不但不能控制好血压，还会引起内分泌系统紊乱，无法预防心脑血管疾病发生。

16 青年人高血压是否可以不吃药，等年龄大一些再吃可以吗？

服药并不是由年龄大小来决定的，而是由你的绝对血压水平和危险分层来决定（具体请参见本章基础知识部分），所以高血压患者不要以为年轻就不需要吃药，感觉血压高不是问题。在我们看来，青年人的血压更加要控制在合理范围，青年人的血压升高会导致其步入中年、老年的时候有诸多的血管损害。尽早控制血压，避免心脑血管事件的远期发生，是青年人必须牢记的。

17 哪些降血压的药物对性功能有影响？

大部分的降压药物都不会对性功能产生影响，可以放心使用。而β受体阻滞剂美托洛尔、比索洛尔可能会对性功能产生一定的影响，而这类药物往往对心率偏快患者的血压有很好的疗效，如果在使用这类药物出现此类问题，可以咨询你的医生，适当调整药物。

18 什么是地中海饮食？地中海饮食可以预防高血压吗？

改善生活方式可以很好地达到预防和管理血压的作用，我们的武器是管好嘴，迈开腿。

在2013欧洲心脏病学会发布的高血压病防治指南里，将地中海饮食结构列入了"饮食辅助控制血压"的目录里，可见地中海饮食，不仅名字浪漫，还很有科学性。什么是地中海饮食？简单地说，减少食物中盐和饱和脂肪酸的含量，增加含钾和含钙食物的摄入。具体地说，食用大量的植物食品，包括大量蔬菜、水果、五谷杂粮、豆类、坚果，这类食物含有丰富的钾元素，对食物的加工应尽量简单。调味品中都还有大量的钠盐，钠盐摄入过多易导致水钠潴留，这是高血压病的主要发病原因之一；用植物代替动物，也就是提倡尽量食用不饱和脂肪酸，绝对推荐橄榄油；适当增加乳制品的摄入，如牛奶、酸奶、奶酪，这类食物含有丰富的钙元素；蛋白质摄入，不提倡摄入红肉，建议每周食用2次鱼肉；用新鲜的水果代替甜品、甜食、蜂蜜、糕点类食品；适当饮用干红。

19 盐、烟、酒如何使血压高起来的？

▶ 盐摄入：普通人群摄盐量每天在 9 ～ 12 克，若将食盐量下降至每天5克，可以在普通人群中降低收缩压1 ～ 2 mmHg，在高血压病人群中降低收缩压4 ～ 5 mmHg。所以推荐普通人每日的摄盐量不超过6克，这样可以显著降低心脑血管事件发生率。除了我们看得见的每日放到菜里的盐，必须警惕隐形的盐！罐头食品、腌制品、冷冻食品，甚至冰淇淋、面包、甜品。

▶ 酒：中等饮酒不会引起血压升高，但过度饮酒一定会造成血压升高并导致卒中发生率增加。可以适量饮酒，建议：高血压病男性每天不超过 20～30 克酒精，每周不超过 180 克酒精；高血压病女性每天不超过 10～20 克酒精，每周不超过 80 克酒精。

▶ 烟：一定要戒烟。被动吸烟和主动吸烟同样有害，每位高血压病患者均需评估其吸烟状态，吸烟后的 15 分钟内，血压和心率均有明显的升高。吸烟者的心脑血管发病率非常高！戒烟很难，成功率很低，有必要的话可以辅助药物。

第六章
心 律 失 常

心 脏 早 搏

老张在楼道里遇见了邻居老李，本想约了一起出去旅游，结果老李一脸愁容地说："最近心脏做了手术，今天才出院呢，去不了啦！"老张大吃一惊，心想老李这不才退休吗，平时身体一直挺好的，怎么发生这么大的事情了？忙问："怎么啦？心脏怎么不好？"

"就在退休前，因为心慌，一直心神不宁，起先没当回事，还以为是退休前都这样。"老李说，"后来一次晚上心跳总是感觉很乱，搭了脉搏跳跳停停，老是出现停顿，我怕心脏要跳不起来了，就去医院，做了心电图，结果是早搏，还是室性的。"

"早搏还要做手术啊？"老张多少还是懂一点医学知识，也是感到很奇怪。

"是啊。"老李说，"听到早搏，吓死我了，赶紧按照医生要求做了寇特……"

"是Holter吧，24小时跟踪那种。"

"对对，就是那个，"老李说，"然后就发现有好几万次早搏呢，接着就是和医院交上朋友了，每周去，吃了药，没见好。害怕副作用，自己又偷偷停药去吃中药，结果早搏更多，后来医生建议，要不做射频吧，虽然害怕，但是还是命要紧，总比一辈子都吃药好吧？所以就做了射频手术，这不，刚出院呢！"

原来室性早搏也可以这么治疗啊，老张心想。恰好他一直高血压，要去看心脏科医生，顺便带了一肚子的问题，到了心内科。

一、基础知识

① 什么是早搏？

早搏又称为过早搏动，是指心脏的异位起搏点的提早跳动。正是因为提早跳了一下，所有之后会有一个代偿间歇，"等一等"才接着心跳，因此患者常有心脏"停了一下"的感觉。

正常的心跳来源于窦房结，称为窦性心律。早搏是来源窦房结以外的地方，又称为异位起搏点的过早冲动引起的心脏搏动，是最常见的心律失常。可发生在窦性或异位性（如心房颤动）心律的基础上，可偶发或频发，可以不规则或规则地在每一个或每数个正常搏动后发生，形成二联律或联律性过早搏动。

② 所有早搏均要治疗吗？

不一定。治疗早搏主要是达到2个目的：一是缓解病人的症状，提高生活质量。有些早搏病人严重不适、胸闷、心悸、失眠，影响正常生活，这种早搏需要治疗。二是防治猝死，保护病人生命。有些早搏病人心功能差，心脏扩大，早搏成对、一串串出现，这些早搏可能诱发心跳骤停，导致病人死亡，这些早搏需要治疗。除此之外，如果早搏少、症状轻又是无危害的良性早搏，完全可以不治疗。

③ 室性早搏是不是比房性早搏严重？

这个问题没有道理，不能这么比较。按起源部位，早搏可分为房性、房室交界性和室性3种。其中以室性早搏最常见，其次是房性，交界性早搏少见。正常人中也可以发现室性早搏，器质性心脏病患者，例如冠心病、风湿性心脏病、高血压性心脏病、心肌病等也可以出现室性早搏。房性早搏和室性早搏只是早搏发源的部位位于心房或者心室，就相当一个住在一楼、一个住在二楼一样，它们对病人的危害要考虑病因、早搏次数、心电学特征、心脏大小、心脏功能等多方面，不能简单地比较，也就是说：某些情况下房性早搏危害性大，而在另外一些情况下室性早搏危害性大。

4 早搏，把脉就可以诊断吗？

无论是室性早搏还是房性早搏的诊断必须依靠心电图。临床上，心脏听诊或者依靠"把脉"只能发现提早的心跳，至于是房性早搏还是室性早搏，是无法区分的。如果自己感觉心跳不齐，怀疑出现了室性早搏，则必须到医院里做常规心电图。

24小时心电监护，即Holter检查也是一种很好的检查手段，有时候，常规心电图正常，但是自己高度怀疑"没抓到"早搏，那么就可以申请Holter检查。Holter检查是将心电图电极贴在胸前，通过一个小小的仪器，挂在身上，跟踪24小时内每一次心跳的情况。患者不用住院，不干扰生活。这个检查的优势是，不仅可以识别患者是哪种早搏，还可以看早搏的数量，即24小时内到底有几个早搏。

通常医学上，将超过总心率的1%以上的早搏，称为"频发室性早搏"或者"频发房早"。一天有86 400秒，正常人一天通常有8万～10万次的心跳，所以，一般来讲，将720～800次/24小时以上的早搏，就称为频发的早搏，小于720次/24小时，则称为"偶发早搏"。

二、出院备忘录

确诊的早搏患者，住院主要评估早搏的风险，有的患者进行了射频消融手术。患者在出院以后，以下几个方面需要注意。

▶ 药物：经过评估，开始进行抗心律失常药物治疗的患者，必须按照住院时的用药，坚持按时使用，不可以随意停用或者更改剂量。如果做了射频消融手术，为了得到更好的疗效，在出院时仍需要使用一段时间抗心律失常药物。所有抗心律失常的药物仅仅治疗心律失常，其他疾病使用的药物，例如他汀类药物、高血压的药物，都需要继续使用。

▶ 出院以后的活动：早搏患者可以进行正常的运动，包括跑步、游泳、爬山、打球等；如果住院期间确诊为心肌炎或者心脏缺血引起的早搏，在心肌损伤恢复之前，不可以剧烈活动。将来的生活中，要根据门诊随访的情况，决定运动的程度。

▶ 出院以后的饮食：早搏患者要注意避免进食含有刺激性成分的食物，例如咖啡、浓茶；尽量不要吃过辣的和过咸的食物，同时，生、冷、不易消化或者油腻的食物也要尽量避免。

▶ 一个重要提醒：要学会自己搭脉搏，但是不要过分紧张。多数早搏和生活作息与情绪有密切关系，因此，早搏患者一定要早睡早起，学会控制情绪，不可大悲大喜，更不可焦虑紧张。

▶ 出院后随访

· 华山医院门诊5楼10号诊室，每周三上午为心律失常随访门诊。

· 出院后常规1个月左右随访一次，如果早搏基本消失，可以3个月随访一次，随访时，一般要做Holter检查，因此，也可以将Holter检查做好，再来门诊。

· 停药：如果未进行射频消融治疗，一般不可以突然停药，需要经过一段时间减药。如果患者希望停药，要根据门诊医生的指示减药，并适当增加随访的频次，以免病情反复。

· 如果服药期间心慌加重，或者自己搭脉搏发现早搏明显增加，要及时就诊。

三、常见问题

① 室性早搏要紧吗？什么程度的室性早搏要手术？

室性早搏的症状和数量是相分离的。有的人症状很重，但是24小时跟踪下来，数量并不是很多，但是有的人没有什么特别的感觉，去医院检查却发现上万次的室性早搏。因此，不能依靠症状来确定室性早搏是不是要紧。

通常室性早搏没有什么危险，正常人也经常可以发现早搏。室性早搏的发病率随着年龄的增长而增加。当发现了室性早搏，要明确有没有器质性心脏病，没有器质性心脏病的室性早搏，通常没有什么生命危险，也没有什么特别的病理意义，如果数量不是特别多，也不需要特别的治疗。如果心悸等症状重，主要以控制症状为主，而不是关注室性早搏数量的增减。

但是，合并器质性心脏病的室性早搏，则需要引起高度重视。例如急性心肌缺血发生后的前24小时内，频发的室性早搏是出现致命性心律失常的先兆，尤其是当出现频发性室性早搏，成对或连续出现的室性早搏等情况时。

慢性心脏缺血、心肌病和心力衰竭的患者并发室性早搏，有较高的危险，尤其是当左心室射血分数（LVEF）明显减少时，猝死的危险性大大增加。研究发现，当左心室射血分数低于35%时，出现室性早搏后，就需要积极治疗了。

另外，缺血、缺氧、麻醉等情况下会影响心肌功能，从而诱发室性早搏。在应用洋地黄、奎尼丁等药物或是接触刺激性饮料、精神紧张时也会诱发室性早搏。而以往经常将查到室性早搏，就诊断为"心肌炎"，现在发现，这是没有科学依据的。心肌炎可以引起室性早搏，但是多数的室性早搏，和心肌炎没有任何关系。

随着临床技术的进步，现在，室性早搏也可以使用射频消融手术来治疗。一般来讲，当24小时室性早搏的数量超过总心率的10%以上，经过积极的药物治疗无效或者无法停药，室性早搏症状严重的患者，可以考虑进行射频消融手术。

② 得了早搏需要终生服药吗？

不需要。如前所述，如果早搏症状明显、又是高危心脏病患者，早搏需要终生服药。如果危险程度不高、症状已经好转，早搏可以停药，有症状时再服药，采用间断用药的方法控制；当然，病人是否高危还需要到医院综合评估。

③ 早搏可以根治吗？

可以。部分与心脏结构异常有关、病灶定位明确、每天发作次数超过心跳次数10%以上（通常大于10 000个/24小时）的早搏，可以采用射频消融治疗，医生采用三维空间定位的方法，确定早搏的发生部位，用射频电流破坏病灶，就可以达到根治的目的。

④ 早搏的手术治疗是怎么回事？

早搏的手术治疗又称为射频消融术，可以有效治疗各种心律失常。手术的过程是在X射线的透视下，通过穿刺股动脉或者股静脉，把电极导管插入心脏，通过电生理仪先反复确定引起早搏的心脏内的位置，然后在该处局部释放高频电流，在很小的范围内产生一定的高温，通过热效能，使局部病变组织干燥坏死，变成瘢痕，达到治疗目的。

这是一种微创手术，体表只有穿刺的伤口，不开刀，不缝针。我们医院使用全三维的方法，当导管进入心脏以后，就不再使用X射线，且能直观看到心脏内早搏的来源，精确消融，极大提高了手术的安全性和成功率。

⑤ 早搏手术后要注意啥？

早搏的射频消融手术，尽管是微创的，但是也是一次有创伤的操作。术后，需要注意一下几个方面。

▶ 术后穿刺的伤口需要压迫止血，因此大腿需要制动。通常，如果穿刺的是静脉，则需要制动6～8小时，卧床12小时；如果穿刺的是动脉，则需要卧床24小时才能下床。

▶ 术后当天可能出现心前区不适感，一般不剧烈。如果出现胸痛，或者呼吸困难，需要立即通知医生。

▶ 一般1～2天后就可以出院。出院以后的2周内，穿刺一侧的大腿不可以过度用力，不可以剧烈运动。如果在活动以后，突然出现局部肿胀和疼痛，需要立即返回医院。

▶ 心脏内射频消融手术以后，需要每天服用一次阿司匹林（100 mg），一共30天，预防血栓形成。

▶ 如果不是重体力劳动，可以出院后恢复上班，但是晚餐清淡饮食，晚上早睡，注意劳逸结合。很多室性早搏的发生，本身就是疲劳所致，因此，在出院以后的半年内，都不可以熬夜，过度疲劳，也不可以情绪剧烈波动。

▶ 运动可以在一周以后就恢复以往的频度，以不疲劳为度。千万不需要因为手术，而长期病假，或者卧床休息。

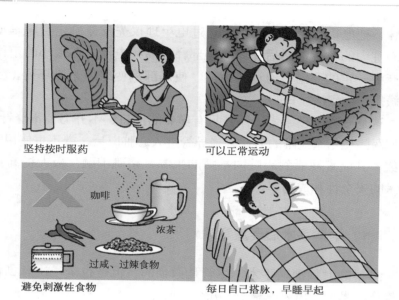

坚持按时服药

可以正常运动

咖啡
浓茶
过咸、过辣食物
避免刺激性食物

每日自己搭脉，早睡早起

▶ 3个月和6个月各随访一次Holter检查，了解室性早搏的情况，如果在早期内早搏仍然存在，也不必过度焦虑，有部分患者等到心脏内的手术伤口继续恢复，会进一步减少。如果很紧张，可以使用一些便携的心电监护装置进行自我监护，但是这些往往都是模拟导联，对图形的识别精确度有限，确诊一定要到医院里，做12导联的心电图。的确有20%左右的患者，经过一次手术以后，室性早搏又回到了原来的状态，次数仍然很多，这时就需要回医院复诊。至于短期内是否要使用抗心律失常药物，医生会根据手术过程来决定，每个患者不尽相同。

心房颤动

王阿姨今年60岁，最近正张罗着儿子结婚的事情，虽忙里忙外但也开心。可是最近心脏有点不舒服，发作起来心慌得不得了，感觉做贼似的。而且每个星期都要发三四次。一发起来头晕眼花，搭搭脉搏

150多次，量量血压90/60 mmHg。王阿姨自觉平时身体蛮好，没什么毛病，怎么突然就有心脏病了？虽然儿子结婚事情很多，但是心脏病倒也不能耽误了。于是王阿姨去医院做了检查，医生说王阿姨这毛病叫"阵发性房颤"，目前血栓风险评分1分，暂时不需要抗凝治疗，可以用药物控制一下发作，也可以考虑射频消融手术治疗。王阿姨一听便急了，这是啥毛病？房颤是什么意思？还要动手术？儿子还没结婚呢……

一、基础知识

① 什么是心房颤动?

心脏有四个腔，上面两个小的腔叫"心房"，下面两个大的腔叫"心室"。正常情况下，心脏的跳动由位于心房的总司令部"窦房结"指挥，通过高速公路一样的传导系统把命令传到心脏各个部位，心房的高速公路要通到心室就只有一条路，而且这条路上有个收费站"房室结"，总司令部的命令通过收费站传导到心室，心脏的泵血功能主要靠心室，因此心室的跳动次数决定了是不是会产生明显症状，比如心慌、胸闷、没力气、头晕等。

心房颤动（简称房颤）是怎么回事呢？就是心房出现了很多"造反"的地方，"总司令部"的统领作用没有了，心房自己跳得特别快，要达到每分钟350～600次以上，也就是每次跳动只有不到0.17秒，心房根本来不及完成正常的收缩运动，只能是颤抖，而心房发放的高频率命令就像有很多车子全都往收费站跑，收费站处理不了，不能每辆车都放行，所以心房每分钟350次以上，可能心室却只有100多次，而且跳得不规整，可以理解为车辆是被随机放行的。当然每个人的收费站处理能力不同，心室跳动的频率就不一样，有的老年人收

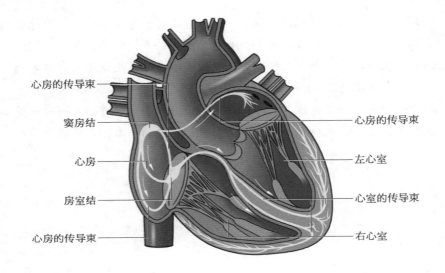

费站功能差，房颤的时候心室可能也就只有每分钟70～80次，所以他没什么感觉；收费站功能好的人，心室跳动得就很快，可以达到每分钟150次以上，那就感觉心慌、胸闷得很难受了。

2 为什么会发生心房颤动？

心房颤动是一个临床结局，所有导致心房压力增大、心房肌细胞代谢异常、离子通道功能异常的因素都有可能促进心房颤动的发生。很多原因可以导致心房颤动，除了易感基因以外，最重要的促进因素是年龄，其次是高血压，还有心力衰竭等心脏疾病、甲状腺功能异常、肥胖、糖尿病、肺部疾病、慢性肾病、吸烟、嗜酒、习惯性的剧烈运动等。

3 心房颤动可以预防吗？和"三高"有关系吗？

答案是肯定的，尽管目前还没有找到有效的预防措施，但临床研究发现有些方法可以减少房颤的发生率。首先是防治甲状腺

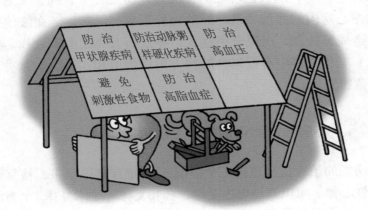

防治
甲状腺疾病

防治动脉粥
样硬化疾病

防治
高血压

避免
刺激性食物

防治
高脂血症

疾病，研究发现甲状腺功能亢进等问题常诱发房颤，随着甲状腺功能的正常，房颤常好转；其次是防治动脉粥样硬化疾病，例如冠心病、脑梗死等。研究表明，动脉粥样硬化程度低，房颤的发生率降低，所以降低胆固醇水平、适度增加运动、多吃清淡食物可以减少房颤的机会。第三是防治高血压，高血压会导致心肌肥厚、心脏舒张功能降低、左心房扩大，控制好血压也能减少房颤发生。第四是避免过度饮酒、饮浓茶、浓咖啡，酗酒可以导致心房纤维化，发生房颤，兴奋性饮料过多也可增加心脏的兴奋性，促发房颤。

房颤与"三高"肯定有关，如果您有高血压病史、高脂血症病史、心衰病史等，建议治疗这些疾病时优先选择普利类药物、沙坦类药物、他汀类药物、螺内酯，有临床试验证实这些药物能够减少房颤的发生。总之，健康的生活方式都有减少房颤发生的作用。

④ **心房颤动的主要危害是什么?**

心房颤动除了引起心悸、胸闷不适外，主要的危害体现在两个方面：一是房颤时心脏丧失心房辅助泵血功能，降低心脏排血量15% ～ 20%，病人出现乏力、气短，诱发心力衰竭。二是房颤引起左心房内的血流紊乱，导致血栓形成、脱落，随血液流到大脑，造成脑栓塞，出现卒中症状，导致病人死亡或者致残。研究发现：老年人卒中有近20%的病人由房颤引起，所以房颤对老年人的危害更大。

⑤ 心房颤动如何治疗，可以根治吗？

房颤的治疗措施包括三个方面。① 把房颤停下来，恢复正常的窦性心律：可以通过电击复律、药物复律、手术复律3个方法来实现。紧急的情况用直流电电击，一般情况下用药物静脉注射复律。复律的药物包括胺碘酮、普罗帕酮、氟卡胺、伊布利特、决奈达隆等。② 让房颤发作，但是控制心跳次数：防治心跳过快导致不舒服。可以通过倍他乐克、地高辛、恬尔心等药物来控制，药物无效者可以通过射频手术把房室结切断来完成。③ 防治血栓形成导致卒中：主要是通过抗凝药来达到，药物有华法林、达比加群、利伐沙班、依度沙班、阿派沙班等；注意阿司匹林不属于这类药物。药物不能坚持者可以采用切除左心耳或者用一个塞子堵住左心耳的方法来达到这一效果。

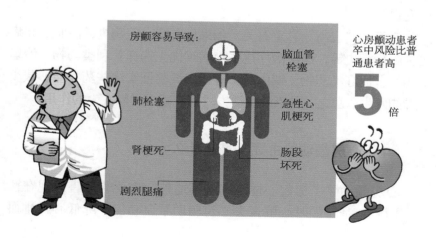

房颤容易导致：
脑血管栓塞
肺栓塞
急性心肌梗死
肾梗死
肠段坏死
剧烈腿痛

心房颤动患者卒中风险比普通患者高 **5** 倍

房颤是否可以根治还不好说，但可以通过长期的药物治疗、射频或者冷冻消融手术来防止复发，至于是否可以保持终生的效果还需要临床观察；因为这些方法还没有开展几年，需要积累证据。

6 心房颤动需要做手术吗？

最理想的治疗当然是把房颤根治掉，变成正常的窦性节律（总司令部重新掌握指挥权），但是理想很美好，现实很骨感。我们现有的房颤复律和维持窦律的手段有药物治疗、导管消融手术、外科消融手术、杂交手术。药物治疗的有效率很低，只有20%～30%。近十年来，导管消融手术取得了长足进展，疗效显著优于药物治疗。临床治疗指南对导管消融手术的推荐也从药物治疗无效仍症状严重时才可以考虑使用，升级到阵发性症状性房颤的一线治疗，但目前消融手术的目的还是以改善症状为主，没有症状的房颤进行手术的得益少。持续性房颤患者，充分药物治疗后仍有明显症状者，也建议消融手术。目前世界上多个房颤中心的数据表明导管消融手术后，70%阵发性房颤的患者可以维持窦性心律（正常心律），仅50%持续性房颤的患者可以维持窦性心律。外科消融手术以及内外科杂交手术近年也开始开展，是导管消融手术的补充。综上所述，我们现有的治疗手段都不能保证根治房颤，有很大一部分房颤患者会面临反复复发的问题。

其次，另一个重要的治疗措施是控制心室率，也就是控制收费站的功能，不要放行太多车辆，让心室不要跳得太快，这样就能保证心脏泵血的功能不受太严重的影响，患者症状会明显减轻。绝大多数患者通过药物治疗可以控制心室率。少部分患者可以考虑把收费站彻底关闭掉（房室结消融），然后在心室新建一个司令部（安装心室起搏器）。

⑦ 心房颤动患者如何预防卒中？

　　房颤患者最严重的后果是卒中或其他部位的栓塞事件。房颤最重要的治疗就是预防血栓栓塞。既然房颤目前没有根治的办法，我们就要学会与它共存，怎么办呢？抗凝治疗可以想象成清理淤泥，不让它沉积下来，也就是减少房颤病人心房血栓形成的机会。这个治疗对于所有类型的房颤病人都很重要，目前的临床证据认为阵发性房颤与持续性房颤具有同样高的栓塞风险。

　　怎样选择那些容易卒中的病人来进行抗凝治疗呢？现在公认的办法是利用CHA_2DS_2-VASc评分表，男性评分$\geqslant 2$分，女性评分$\geqslant 3$分，就一定要进行抗凝治疗；男性评分1分，女性评分2分，建议最好进行抗凝治疗；男性评分0分，女性评分1分，不建议进行抗凝治疗。这个评分容易得高分吗？我来举个例子，一个75岁男性患者，尽管他除了房颤没有其他疾病，他也已经2分了，因为年龄$\geqslant 75$岁就是2分，所以他必须进行抗凝治疗；如果一个65岁以上的高血压患者，合并房颤，也至少2分，必须进行抗凝治疗，因为$\geqslant 65$岁是1分，高血压也1分。通过这两个例子，是不是感觉绝大多数房颤患者都需要进行抗凝治疗？对了，就是绝大多数患者都需要进行抗凝治疗。现在有一些新的预防血栓的方法，比如左心耳封堵术、左心耳切除术，推荐用于有抗凝药物禁忌证的患者。

⑧ 房颤射频消融手术前后如何进行抗凝治疗？

　　▶ 房颤射频消融手术前：① 阵发性房颤，入院时没有房颤发作，术前不需抗凝治疗，术后次日开始抗凝治疗；② 术前心电图为心房颤动者，必须使用抗凝药物3周以上，方可安排手术。

　　▶ 房颤射频消融手术后：① 术后次日口服华法林1片，每天一次，同时使用低分子肝素2～3天，检测国际标准化比率INR到1.8以上停用低分子肝素，维持华法林口服，每1～2周监测一次INR，维持2～3之间。② 术后考虑新型口服抗凝药物（达比加群或者利伐沙班），术后8小时开始使用。A.达比加群（泰毕全）：110毫克，每天两次（体重＞80千克、既往有脑卒中病史者，每次150毫克，每天两次），3～6个月后周复诊，确定是否需要继续抗凝治疗；B.利伐沙班（拜瑞妥）：如果患者术前为窦性心律者，10毫克每天1次，服用3个月；如果术前为持续性房颤者，使用拜瑞妥15～20毫克每天1次，3～6个月后复诊，确定是否需要继续抗凝治疗。

二、出院备忘录

　　房颤患者，通常不需要住院治疗，如果因为射频消融手术入院，出院后注意事项详见"射频消融术后患者备忘录"；如果因为其他疾病入院，则出院后按照相应的疾病进行康复。房颤患者在出院以后，以下几个方面需要注意。

　　▶ 药物服用与自我观察

　　· 服用抗心律失常药物的患者，注意观察心率，现在市场上有很多可以测心率的血压计、手环等，如果特别慢（每分钟小于60次）或经常特别快（每分钟大于110次），或者出现反复一过性头晕，甚至黑矇、晕厥，应该及时到医院就诊。可以每1～3个月查一次心电图，半年做一次24小时心电图跟踪。

　　· 如果服用抗凝药物，要注意监测血压并记录：有高血压的患者每日至少一次，无高血压病史者每周至少一次。将血压严格控制在140/90 mmHg以下，否则出血风险会增加。还要注意观察有无出血表现，比如每天排便后不要急于冲掉，应该观察一下有无黑色或红色物，如果有，应该挑出，送至医院查粪便隐血，及

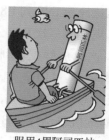
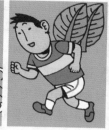
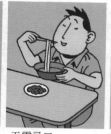
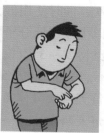

服用4周阿司匹林　　　2周后正常运动　　　无需忌口　　　自我观察、定期随访

早发现消化道出血，及早处理，风险就会大大下降。如果出现视野缺损、偏瘫表现也应该立即急诊就诊。其他的出血表现一般可以至门诊就诊。

· 如果服用华法林抗凝，一定要严格依从医嘱，准时查INR，并在化验结果出来以后当天或第二天汇报给医生，让医生来决定药物调整的方案和下次INR随访的时间。另外由于华法林受多种食物和药物的影响，因此尽量不要大量进食一种新的食物，尽量保持每周的食谱差别不太大。

▶ 出院后随访：至少每年一次心脏超声，至少每年一次血常规、肝肾功能、凝血功能、血脂、空腹血糖、糖化血红蛋白。

三、常见问题

① 心房颤动对人体的危害有多大？

心房颤动的第一大危害就是容易卒中，死亡率和致残率极高。为什么呢？正常情况下，心房接受各脏器流回来的血液，然后通过心室舒张和心房收缩促进心房的血进入心室。心房颤动的时候，心房收缩几乎消失了，血液如同从小溪流（外周血管）一下进入大湖泊，流速突然减慢，容易形成淤泥沉积，而在心脏的表现为容易在心房形成附壁血栓，这个血栓如果脱落，进入心室，再从心室被泵到全身。最容易出现的就是脑血管阻塞，导致卒中；也有阻塞肠系膜动脉，导致突然的腹痛，肠段坏死；还有阻塞下肢血管，出现剧烈的腿疼；也可以阻塞肾脏血管导致肾梗死；还可以出现心脏血管被阻塞，出现急性心肌梗死；右心房的栓子脱落还会导致肺梗死……总之，所有的脏器都有发生栓塞的风险。由于心房直径比血管直径大多了，形成的血栓可能很粗大，因此脱落的血栓很容易阻塞外周的大血管，这也是房颤导致的卒中致死率、致残率很高的原因。心房颤动的患者与没有心房颤动而其他情况都相似的患者比，卒中风险增高达5倍，是所有心血管疾病中（包括心衰、高血压、冠心病等）最容易导致卒中的疾病。而缺血性脑卒中（俗称脑梗，卒中分为脑梗和脑出血）的人中20% ~ 30%都合并房颤。

心房颤动第二大危害是导致心力衰竭。所有回流入心脏的血液都是通过心房再进入心室的，正常的心房收缩能把血挤入心室，心房颤动时，心房失去了收缩功能，成为一个无功能的通道，使得心室舒张时血流入的量减少，心室收缩时，射出去的血量也就减少，这就影响了心脏的整体射血功能。心室的收缩节律不规则，也严重影响射血的效力。如果心室率快，对心功能影响就更大。心力衰竭容易出现活动时气急、乏力、胃口差、下肢浮肿等，严重者甚至不能平躺，严重影响生活质量和寿命。

② 心房颤动很常见吗？

心房颤动（以下简称房颤）的发生率与年龄有密切的关系，随着人口老龄化，房颤的发生率逐渐增高。另外，随着对房颤检测手段的增多，以及人们对房颤的重视，房颤的检出率也会增高。2016年欧洲发布的房颤指南中提到，2010年全世界估测房颤男性患者约达2 090万，女性患者约达1 260万；20岁以上人群中房颤的患病率达3%；预测2030年，仅欧洲就将有1 400万～1 700万房颤患者。而我国房颤的流行病学资料有限，根据2004年所发表的数据，我国30～85岁居民中房颤患病率为0.77%，其中80岁以上人群中患病率达30%以上。老年、高血压、心衰、冠心病、瓣膜性心脏病、肥胖、糖尿病、慢性肾病都将使房颤的发生率增加。

③ 怎么知道有没有心房颤动？

如果常有一阵心慌（心跳快或跳得不整齐的感觉）、胸闷、头晕等症状，就应该及时到医院查心电图，或者Holter，或者可以借助一些远程心电监测仪（比如掌上心电），来捕捉到房颤发作时候的心电图。如果您是一个老年患者，特别是合并了高血压、糖尿病、冠心病等的患者，合并房颤的概率很大，建议经常检查心电图或者定期查Holter来增加检出率。另外，如果你因为别的原因安装了有记录功能的起搏器，也可以通过读取起搏器记录来提高检出率。

④ 心房颤动的导管消融手术是怎么做的？

导管消融手术是介入手术，做完以后，伤口只是几个针眼。手术通过这几个针眼把软的导管放入血管里，沿着血管到达心脏相应的部位进行手术。房颤的导管消融这些年有许多进步，手术方式也百家争鸣，但无论哪一种术式都离不开肺静脉电隔离。导管消融手术的并发症主要有穿刺部位出血、血肿、血气胸、迷走神经反射、心包积液甚至压塞、肺静脉狭窄、血栓栓塞、心房—食管瘘等，随着手术技术的进步，并发症比以往明显减少，但仍不可能完全避免。导管消融手术使用的能量目前比较常用的是射频和冷冻。

5 心房颤动需要吃很贵的药吗？

前面提到房颤最重要的治疗是预防血栓栓塞，而最可靠有效的办法是抗凝治疗，那么抗凝治疗有哪些选择呢？房颤的抗凝是终生治疗，因此抗凝治疗的方式主要是口服抗凝药。目前国内市场有华法林和新型口服抗凝药达比加群、利伐沙班。华法林的最大优势是价格便宜，但是由于华法林受很多食物和药物的影响，血药浓度波动大，而治疗窗又十分狭窄，通俗地说就是很容易出现血里的药浓度不足或者过度的情况，必须经常到医院验血来调整药量，开始应用时甚至需要3天查一次血，每次验血结果要及时报告给医生，并且询问两件事：第一，明天开始华法林的服药量要调整吗？第二，下次什么时候来验血呀？等药物浓度比较稳定了，也要每1～2个月查一次血。而新型口服抗凝药的代谢就比较稳定，不需要常规跟踪血化验，而且目前的临床研究证明新型口服抗凝药的出血风险小于华法林，效果与华法林相似。但是有一些情况不适合用新型口服抗凝药，比如置入机械瓣膜的患者、中重度二尖瓣狭窄的患者、肾功能严重不全的患者，目前只能选择华法林。

6 患房颤后用阿司匹林预防卒中可以吗？

肠溶阿司匹林不能属于抗血小板药物，最新的心脏病指南已经肯定其不能用于房颤血栓的预防了，所以不能用阿司匹林代替抗凝药，用于预防房颤的血栓形成。

7 冠心病装了支架，又有房颤发作，怎么办？

安装支架后，为了防治支架内血栓，必须使用阿司匹林肠溶片、氯吡格雷等抗血小板药物；为防治血栓，房颤患者又必须使用抗凝药，这就需要联合用药了。在这三种药物联合以前，医生要首先评估出血风险。如果出血风险大，阿司匹林肠溶片＋氯吡格雷＋抗凝药三联治疗1个月，然后减掉阿司匹林或者氯吡格雷，用二联药物治疗1年，1年后使用华法林一个药物就可以了。如果出血风险不大，阿司匹林肠溶片＋氯吡格雷＋抗凝药三联治疗6个月，然后减掉阿司匹林或者氯吡格雷，用二联药物治疗1年，1年后使用华法林一个药物。目前，1年后也有采用利伐沙班＋氯吡格雷，或者达比加群＋氯吡格雷联合的方法，初步的试验结果也很好，出血发生率低。

室上性心动过速与射频消融

Amy是一名27岁的公司职员，受雇于一家世界500强的外企，是个尽责的工作狂。在连续几天的高强度加班后，她觉得十分疲劳，于是她决定买一杯double espresso咖啡来提神。饮用咖啡后5分钟，Amy突然觉得心里"咯噔"一下，然后心跳加速，差不多每分钟180～200次，感觉心脏仿佛要跳出来一样，同时出现头晕、恶心、出冷汗。Amy觉得"整个人都不好了"。与她一起加班的同事拨打了120将她送至就近医院的急诊。

急诊医生立刻为Amy做了心电图和抽血，根据心电图判断为"室上性心动过速"，并给她进行了静脉注射，用药到第3分钟的时候，"咯噔"一下的感觉又出现了，不过这次Amy的心里却好受了许多，再次自测脉搏已经降低到每分钟80次，Amy觉得像"捡回条命"。

在急诊科医师的建议下，Amy预约了心内科门诊。心内科的医师肯定了室上性心动过速的诊断，询问她以前有没有发作过。Amy这才想起，1年前她也有两三次类似的"怦然心动"，但几分钟之后自己能缓过来，来到医院做心电图时并没能"抓到"发作时的诊断。

心内科医师建议Amy接受心脏电生理检查和射频消融术治疗。Amy从来没有听说过射频消融，不禁有些犹豫。"射频消融手术是什么？创伤大吗？能根治吗？安全性怎么样？"经过医生耐心的介绍，Amy打消了顾虑，决定接受电生理检查和射频消融治疗。

一、基础知识

① 何谓室上性心动过速？

室上性心动过速简称室上速，是一种快速性心律失常。临床上表现为"突然发作，突然中止"的心动过速，患者可有心悸、胸闷、头晕、胸痛甚至晕厥等表现。它的发病基础是心房和心室之间，或心房内存在异常的电传导通路。心脏的跳动是依靠电活动作为指令信号的，在心肌里埋藏着具有导电作用的特殊心肌，如同墙壁里的电线，将电活动从心房的最高点传导到整个心房，再通过"房室连接处"传导到心室，最后扩散到心室的各个角落，让整个心脏跳起来。其中心房和心室的连接处只有一条窄窄的电路。不幸的是，少数人会出现一条额外的通路，与自身通路构成一个"环路"。如果早搏进入环路，即可在这一环内产生持续的折返，就像迷路的汽车，在这个"环路"里高速地转个不停。

② 室上速的原因是什么？可以遗传给后代吗？

室上速最常见的原因是房室旁道和房室结双径路；它们都与心脏的发育异常有关。大致的情况是：胚胎时期在正常的心脏电路没有长成之前，由几条临时的电路替代，一旦正道发育好，临时的道路就自动关闭了。由于自动关闭控制基因异常的原因，或者在关闭过程中受到了外在因素的干扰，就会出现临时电路的保留，出现了旁道。或者在房室结的旁边多出了另外一条通道（双径路），它们形成环路，就存在电路折返、心动过速发生的基础了。显然，如果一部分人是自动关闭控制基因异常就可能遗传给后代，临床上这种病人极少，不到20%，因此，尽管与先天性发育异常有关，但绝大多数室上速是不遗传的。

③ 室上速危险吗？一旦发生室上速，如何自救？

室上速的频率多为150～200次/分钟，发作时病人心跳过快，舒张期心脏血流充盈受到影响，会导致排血量降低，出现低血压、头晕等症状，但室上速多发作短暂，一般不会造成生命危险。在一些特殊的情况下，室上速也会危及生命，包括：① 室上速频率200次/分钟以上、持续时间长，数天不停止，会导致心力衰竭。② 室上速患者同时合并严重的心脏病，例如严重冠心病、严重心力衰竭、严重瓣膜功能不全等，过快的心跳加重原来的病情，导致生命危险。③ 室上速的环路中，旁道担任从心房向心室传导的任务（不多见），或者房颤发作，沿着旁道下传心室，诱发心室颤动，危及生命。所以，室上速要积极治疗，防止病情恶化。

如果是多次发生室上速，"经验丰富"的年轻患者，一旦发生室上速，可采取多种迷走神经刺激法，如刺激咽部诱发恶心反射、按压眼球、Valsava动作（深吸气后屏气，再用力作呼气动作）等。疾病判断不明确或年老体弱的患者，则不宜自行采取此类手段，应速至最近的医院接受诊疗。

④ 室上速药物可以治愈吗？有哪些治疗方法？

少部分患者可以通过药物治疗控制发作，但不能治愈，一旦药物效果下降，又可能重新复发；而且药物治疗需要在平时长期服用，既有副作用又难以坚持终生，所以药物治疗通常用于缓解急性发作，很少用于长期预防。另一个有效、可以根治室上速的方法就是射频消融治疗，一次手术就可以治愈了，安全性高、疗效好，创伤小。

5 什么是室上速射频消融术？

室上速发作的紧急处理包括迷走神经刺激或注射抗心律失常药物，但都只是暂时阻断折返环路的传导。室上速的根治手段为射频消融术，要根治这个病关键就是把这个多出来的电路切断，从而阻断环路。

电生理检查和射频消融术已有30多年的历史。电生理检查就是利用放置在心脏里的导管，通过起搏刺激和药物刺激，将环路展示出来，或将心动过速诱发出来，从而确定环路的走向和类型。而射频消融就是利用一根消融导管，在异常的通路上放电，将通路烧断，从而达到根治的效果。根据统计，对于室上性心动过速的患者，通过射频消融能达到永久性根治的概率超过95%。而且，射频消融术属于介入手术的范畴，是一种创伤很小的手术，不用开刀，术后恢复迅速，通常术后观察一天即可出院。手术的安全性与其他各类心脏介入手术相比也很高，发生危及生命安全的并发症的概率极低。

除了室上性心动过速之外，常见的快速性心律失常，包括房性、室性早搏，室性心动过速，心房扑动和心房颤动几乎都可以通过射频消融来治疗，尽管手术方式各不相同，但总体而言都具有远优于药物治疗的良好效果。

二、出院备忘录

射频消融手术以后，伤口在腹股沟和颈部，是一个很小的穿刺点，但是毕竟是心脏手术，心脏内部是存在微小的伤口的。患者在出院以后，以下几个方面需要注意。

▶ **药物**：射频消融成功以后，一般不需要增加抗心律失常的药物。由于心脏里面存在小的伤口，所以，要服用阿司匹林1天1次，共1个月。但是，如果患者同时患有冠心病、高血压等疾病，需按时服用治疗冠心病、高血压、糖尿病等其他必要的药物。

▶ **出院以后的活动**：射频消融手术出院2周以后，如果伤口没有特殊情况，可以进行正常的运动，包括跑步、游泳、爬山、打球等；射频消融术后2个月内，穿刺部位有关的肢体，不要大幅度或剧烈活动。如果突然在伤口附近出现肿块，还伴有压痛，要立即回到医院就诊。

▶ **出院以后的饮食**：射频消融手术本身不受饮食的影响，不必因为射频消融手术而特别忌口。

▶ **自我观察**：射频消融术患者出院以后，开始的短期内，要观察伤口愈合情况。患者最好能够学会搭脉搏，并能正确数心跳。在半年之内，要关心自己的心跳情况，如果出现心慌、头晕、眼前发黑，要立即搭脉搏，无论出现异常的快、慢和不整齐，都需要就近去医院做心电图，及时就医。

▶ **出院后随访**：2周后门诊随访。① 出院后请继续服用阿司匹林1个月，每天1次，每次1粒。② 出院后1周内不要剧烈活动，以免穿刺部位出血。③ 术后1个月复查心电图。

三、常见问题

① **射频消融术损害大吗？是全麻吗？有无痛苦？**

射频消融手术采用2毫米左右细的导管，从打针的针孔中沿血管导入心脏，在特殊的定位仪器指导下，寻找旁道或者双径路，用微弱的射频电流精确地切断多余的电路，达到根治室上速的目的；因此，这种微创手术损害非常小，破坏的心肌组织只有2～4毫米，痛苦极小，手术时间在1小时左右，少则10多分钟；2岁的儿童及90多岁的老人均可耐受，不用担心。

手术是在局部麻醉下进行的，病人处于完全清醒或轻度镇静的状态，术中需注意配合手术医生，应该尽可能避免大幅度的咳嗽和深吸气。通常射频消融术的术前应该注意休息，不要私自服用任何医生曾经在门诊开具的任何药物，并在手术前禁食一顿，注意自我放松，消除紧张情绪。

② 射频消融术术后多久能恢复？

手术后，穿刺部位一侧的腿不能移动，应根据护士的指导，保持压迫止血12～24小时，期间如出现穿刺局部的肿胀、出血以及其他不适如胸痛、呼吸困难、冷汗、呕吐和心跳加速等，应立即通知护士。卧床期间应该吃一些容易消化的饮食，不要吃带刺食物。解除压迫后可下床，但穿刺一侧的腿部不要用力，到术后2周可恢复正常活动。出院前医生会开具阿司匹林，预防心脏内"烧"过的部位形成血栓，应服用1个月，然后于心内科门诊复查。

③ 室上性心动过速经射频消融术治疗后还会复发吗？

室上性心动过速的射频消融为根治性手术，一次手术效果在95%以上，一般终生都很少出现复发。复发的原因多为：① 多条旁道，电生理检查中未全部显示出来；② 旁道放电时因为水肿，暂时断了，没有完全截断，等到水肿消退后又开始发作。这种情况极少，如再次出现术前那样的心动过速症状，应及时急诊就医并记录心电图。尽快与手术医师取得联系，决定下一步的治疗方案，如有必要择期再次手术治疗。

传 导 阻 滞

　　Tom是一名30多岁的建筑工人，专门负责工程质量和安全监管。今年上半年他们公司接了个很大的工程，Tom白天要去工地视察施工情况，晚上还要一遍又一遍核对设计图纸，非常辛苦。上个月公司组织员工进行体检，Tom心电图检查发现了窦性心律，一度房室传导阻滞，其余的血生化检查都正常。Tom以为自己的心脏出现了问题，急忙来到心内科门诊就诊。医生给他开了心脏彩超、Holter检查，并详细询问病史；2天后检查结果出来了，心脏彩超、Holter检查结果基本正常，只有Holter监测发现间断性一度房室转导阻滞。医生告诉他，这个结果心脏传导阻滞可能是功能性，不用担心，半年后再复查就行。Tom听了医生的话，非常开心地回去继续上班了。那么心脏传导阻滞是什么呢，都不重要吗？

一、 基础知识

① 什么是传导阻滞？

　　跟人体其他器官相比，心脏还是一个相对简单的器官。我们可以形象地把心脏比喻成一个房子，有墙壁、门、水管以及电线等主要结构：墙壁好比心脏肌肉组织，门好比心脏瓣膜，水管好比心脏的血管，而电线则好比控制心脏不停搏动的传导系统（由窦房结、结间束、房室结、希氏束、左/右束支及其分支和浦肯野纤维细胞网构成）。窦房结是心脏搏动的最高"司令部"，其强有力的自律性兴奋，通过特殊分化的心脏传导系统，控制着心脏的跳动频率。心脏传导电路发生障碍，使电冲动不能按传导通路传播，心脏搏动就会出现异常，这就叫做心脏传导阻滞。正常情况下，窦房结发出的电冲动通过传导系统，从心房同步传导至心室，激动心室肌纤维，完成心脏搏动。心脏传导系统任一个部位都有可能发生阻滞，临床上以窦房传导阻滞、房室传导阻滞和室内束支传导阻滞较为常见和具有临床意义。

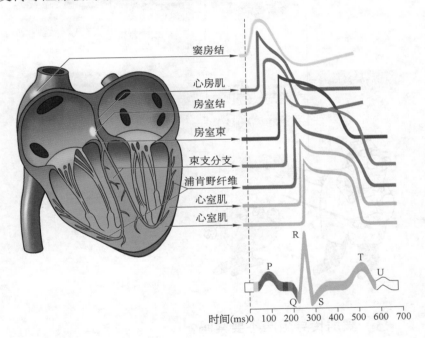

② 传导阻滞发生的原因有哪些？

传导阻滞可见于正常人，如迷走神经张力过高可导致窦房阻滞、一度或二度Ⅰ型房室转导阻滞，较早室上性的激动落在束支的相对不应期可产生功能性阻滞；然而传导阻滞更多的提示心脏器质性病变，各种原因引起的心肌坏死、纤维化、钙化或冠状动脉供血障碍，都可使心脏传导系统发生损害，出现不同类型和程度的传导阻滞。此外，多种药物、侵入性心脏诊疗操作也可导致一过性或者永久性传导阻滞的发生。因此，对于新发的传导阻滞，必须系统检查排除心脏器质性病变，确定阻滞的部位和类型后，根据病因选择观察随访或者干预治疗。

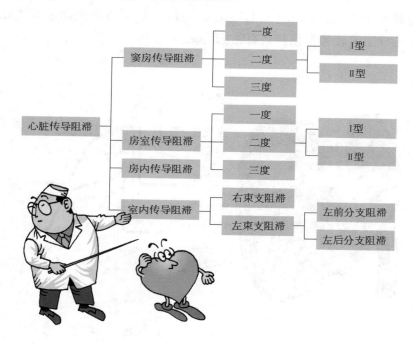

③ **窦房传导阻滞不要紧吗？**

　　窦房阻滞系窦房结周围组织病变，使窦房结发出的激动传出到达心房的时间延长或不能传出，导致心房心室停搏。研究发现，窦房阻滞中2/3患者具有心脏病或者药物中毒证据，其余可无任何诱因，往往是年轻人。临床上按阻滞的程度不同可分为三度：一度窦房传导阻滞、二度窦房传导阻滞、高度窦房传导阻滞。窦房阻滞可暂时出现，也可持续存在或反复发作，可无症状，也可有轻度心悸、乏力感以及"漏跳"现象。如果反复发作或长时间的阻滞，连续发生心搏漏跳，而且无逸搏出现，则可出现头晕、晕厥、昏迷甚至阿-斯综合征。对于窦房阻滞的治疗主要是治疗原发病；对暂时出现又无症状者可进行密切观察不需特殊治疗；而对于频发、反复、持续发作或症状明显者可给予阿托品、异丙肾上腺素，对发生晕厥、阿-斯综合征并且药物治疗无效者应及时安装心脏起搏器。

④ 房室传导阻滞怎么分类的，治疗都一样吗?

房室传导阻滞是临床最常见的心脏传导阻滞。通常将室上性激动连续下传至心室的情况，按其传导障碍程度，分为以下三度。一度房室传导阻滞：每个来自心房的激动都能下传至心室（无心室漏搏），但房室传导时间延长；二度房室传导阻滞：部分来自心房的激动被阻不能下传至心室（部分心室漏搏），也称不完全性房室传导阻滞；三度房室传导阻滞：所有来自心房的激动都不能下传至心室（全部心室漏搏），也称完全性房室传导阻滞。该分类方法中的"度"并不能完全反映传导障碍严重程度，以及房室传导阻滞的确切部位，而房室阻滞的预后和治疗不仅取决于阻滞程度，更重要的是阻滞部位，比如发生在双束支水平的一度房室阻滞，肯定有器质性病变，同时易发展成二度和三度房室阻滞。根据房室阻滞心电图中PR间期与RP间期关系、QRS波群形态时限以及迷走神经刺激和药物实验等帮助确定阻滞的部位。

对于房室阻滞的治疗主要是针对病因进行治疗。对房室传导阻滞本身一度和二度Ⅰ型心室率不慢者，无需特殊治疗；二度Ⅱ型和三度房室传导阻滞如心室率显著缓慢伴有明显症状或血流动力学障碍应予起搏治疗。药物阿托品可提高房室阻滞的心率，适用于阻滞位于房室结者；异丙肾上腺素适用于任何部位的房室阻滞，但对急性心肌梗死者慎用（因可能导致严重的室性心律失常），上述药物仅适用于无心脏起搏条件的应急情况。

⑤ 左束支阻滞还是右束支阻滞更危险？

束支传导阻滞简称束支阻滞，包括左束支传导阻滞（left bundle branch block，LBBB）和右束支传导阻滞（right bundle branch block，RBBB）。以前通常认为：LBBB可能较RBBB能更大程度地影响心功能，左束支传导阻滞较右束支传导阻滞更能独立地预测心血管事件发生的风险或左束支传导阻滞较右束支传导阻滞有更严重的心脏病变或预后。甚至20世纪80年代以前，右束支传导阻滞都一般被看作是一种病变较轻而且其预后良好的心律失常，然而近年来的研究结果显示事实并非如此。国内外相关研究表明：完全性右束支传导阻滞也可使患者的全因死亡风险或心血管病死亡的风险上升。新发左束支传导阻滞与急性前壁心肌梗死的关系密切，不容易被忽视。但随着心电图检查的广泛应用，不伴随急性心肌梗死的左束支传导阻滞诊断率越来越高。如果无器质性心脏病证据，单纯心电图检出的左束支传导阻滞也有特殊的临床意义。目前最新研究证实，左束支传导阻滞不仅是传导系统疾病，还可能是潜在心肌病的早期表现，并与伴随疾病的预后密切相关。研究发现，一般人群中完全性右束支传导阻滞的发生率约0.5%～1.4%，不完全性右束支传导阻滞的发生率约2.3%～4.7%，其中男性发生率约为女性的2倍。在随访20～30年后，完全右束支传导阻滞更常见于心血管疾患。对于已经确诊的心肌梗死患者，新发（或者推测为新发）的右束支传导阻滞同左束支传导阻滞一样也预后不良；而且右束支传导阻滞也是心力衰竭患者死亡率强预测指标，近年国内外心力衰竭诊治指南已将符合特定条件的心力衰竭伴右束支传导阻滞患者列入心脏再同步化治疗（CRT）的适应证。因此，右束支传导阻滞不再完全属于良性心律失常，应该同左束支传导阻滞一样，予以关注和进一步干预。

二、常见问题

1 传导阻滞有没有生命危险?

心脏传导阻滞有很多种类，不同病因以及不同类型和程度的心脏传导阻滞预后也不一样的。对于新发的高度窦房、房室传导阻滞以及多分支阻滞导致的停搏或缓慢性心室率，患者可能出现晕厥、阿-斯综合征甚至猝死。

2 传导阻滞是不是冠心病血管阻塞?

导致传导阻滞的原因很多，冠心病血管阻塞导致的急性心肌缺血是发生传导阻滞的一个重要原因，其可导致各种类型心脏传导阻滞。根据心脏传导系统冠脉血流供应特点，可推测冠脉阻塞的部位，同时也能根据传导阻滞的部位和程度判断心肌缺血的范围、严重程度以及预后。

3 传导阻滞有没有药物治疗，能够治愈吗?

传导阻滞的药物治疗最重要的是针对病因及诱因。必要时可使用提高心率的药物，但疗效不稳定，仅临时应用，比如异丙肾上腺素、阿托品、氨茶碱等。对于药物或者缺血导致的传导阻滞，停用药物和去除缺血诱因后一般可以恢复正常心脏传导功能，而

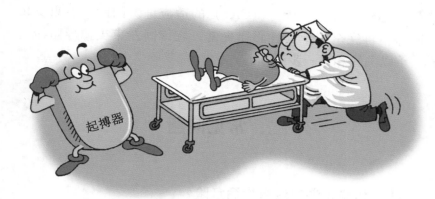

起搏器

对于缺血不能恢复以及其他不可逆因素导致的心肌坏死、纤维化等，心脏传导功能可能永远不能恢复正常。

④ 传导阻滞一定要装起搏器吗？

发生心脏传导阻滞后是否需要安装起搏器，需要根据阻滞的类型、程度以及患者的症状体征来决定。对于传导阻滞起搏器的安装要看是否符合以下适应证：① 伴有临床症状的任何水平的高度或完全传导阻滞；② 束支－分支水平阻滞，间歇发生二度Ⅱ型房室阻滞，有症状者；③ 房室传导阻滞患者，心室率经常低于50次/分，有明确临床症状，或是间歇发生心室率低于40次/分，或由动态心电图显示有长达3秒的RR间期（房颤患者长间歇可放宽至5秒），虽无症状，也应考虑起搏器植入；④ 房室传导阻滞的患者，因其他情况必须使用减慢心率的药物时，为保证适当的心室率，应植入起搏器。起搏器分为临时起搏器和永久起搏器两种，如果患者心脏传导阻滞病因可逆而需要起搏治疗，可暂时植入临时起搏器，否则应该直接植入永久起搏器。

病态窦房结综合征

一、基础知识

① 什么是窦性心律？

在人体心脏的右心房上有一个特殊的小结，叫做窦房结，它是正常心跳的司令部，也可以称为"心脏起搏点"。窦房结自动地、有节律地发放脉冲，电流就按照固定的传导路径传送到心脏各处，使心脏发生规律的跳动。窦房结每发出1次冲动，心脏就跳动1次，这在医学上就称作"窦性心律"，这是心脏正常的跳动。窦房结平均每分钟发放脉冲60～100次，这是正常的心律范围，但有约25%的青年人可低于窦性节律，约50～60次/分，6岁以前的儿童心率可超出100次/分，婴儿则可达100～150次/分。

② 什么是病态窦房结综合征，分为哪几种形式？

窦房结是我们正常心跳的司令部，窦房结功能不良，出现起搏或传导功能障碍引起的心律失常，并且继发各种临床症状的综合征就叫做病态窦房结综合征。

病态窦房结综合征常见于老年患者，尤其是伴发器质性心脏病者，它可以有多种心电图表现：包括窦性心动过缓、窦性停搏与窦房阻滞、心动过缓-心动过速综合征（慢-快综合征）等。部分患者还可同时合并房室传导功能的障碍。

慢-快综合征是指在慢的窦性节律后出现快速异位心房节

律，之后再出现窦性停搏，而在窦房结停搏期间就可能出现黑朦、晕厥等表现，需要行起搏器治疗。这类患者可在发生症状时通过心电监测、动态心电图等发现，也可以通过电生理检查来进行确诊。

另外一种较为特殊的病窦综合征亚型称为快−慢综合征，它发生的机制在于快速的心律失常抑制了窦房结的功能，临床表现也可为晕厥。在射频消融根治了快速性的心律失常后，窦房结的抑制解除，症状可能会消失。这两类综合征可通过电生理检查进行鉴别，但有一部分快−慢综合征的患者也可能合并窦房结功能不良。

③ 病态窦房结综合征要做哪些检查？

我们前面已经提到，病态窦房结综合征可在有症状时通过心电监测、动态心电图等发现，但往往患者就诊时已经恢复，这时心电图往往无法捕捉到。如果出现黑朦、晕厥的症状，还需要行头颅CT或磁共振检查排除有无脑血管的问题，采用脑电图排除癫痫的可能性等。如果这些都排除了，从症状上倾向是病态窦房结综合征，必要的时候就可以行电生理检查，评估窦房结的功能。

④ 病态窦房结综合征常见原因有哪些？

很多疾病都可能累及窦房结，引起窦房结功能的障碍，例如甲状腺功能减退症、心肌淀粉样变性、退行性变、某些感染（如布氏杆菌、伤寒等）。此外，心肌梗死导致窦房结动脉供血减少、窦房结周围神经病变等也可以引起窦房结功能不良。某些抗心律失常药物可以抑制窦房结的功能，迷走神经张力亢进等可逆性的病因需要予以排除。

二、常见问题

① 病态窦房结综合征有药治疗吗？

病态窦房结综合征是否需要治疗取决于患者的症状，若患者无心动过缓相关的症状，如黑矇、晕厥等，仅需要定期随访观察，可以暂不必治疗，但患者如果出现了相关症状，则应该积极干预，主要是通过起搏治疗，目前尚没有有效的药物干预。对于心动过缓–心动过速综合征患者，在应用起搏治疗后，可以应用抗心律失常药物控制心动过速的发作。

② 病态窦房结综合征有没有生命危险？

有生命危险。在窦房结停止搏动后，下位潜在起搏点如房室结交界处或心室，可以发出单个逸搏或逸搏节律，控制心室进行跳动。但停搏时间过长或下位起搏点功能不良，患者可出现黑矇、短暂性意识丧失甚至晕厥，更严重者会发生阿–斯综合征，导致死亡。因此，病态窦房结综合征需要专科医院评估是否需要进行治疗。

起搏器植入

老张头这几天很不舒服，澡也不敢洗，太极拳也不敢打，烧饭洗碗也都不敢做，右边胳膊动也不敢动，可是胳膊反而越来越酸了。老伴很有意见："人家医生都说你起搏器装好了好做日常活动的，你总是架着胳膊，怪不得要酸了！""你知道什么！那隔壁床的就是动得厉害了！把线路都磨坏了，回来又要做手术了！我可不想受二茬罪！"说是这么说，可是总这么端着胳膊也不是办法，而且过一个月就要出国旅游去了，这飞机好不好乘也是个问题。这不，老张带着满腹的疑惑来到了心内科。

一、基础知识

① 什么是起搏器？

通常说的起搏器其实是指整个起搏系统。起搏系统由脉冲发生器、起搏电极导线及程控仪组成。其中脉冲发生器和起搏电极导线植入人体。广义的起搏器还包括植入型心脏转复除颤器（ICD）和心脏再同步治疗—复律除颤器（CRTD）。

② 哪些疾病需要安装起搏器？

起搏器是一个密封在金属钛壳内的电子仪器，为心脏提供以下几种保护。

▶ **过缓性备用起搏**：病人心跳停止或者非常缓慢时，起搏器及时发放电脉冲，通过电极带动心脏跳动，治疗心脏停搏。

▶ **辅助电路传导**：当病人的心脏电路出现接触不良或者完全性阻滞时，起搏器及时接通电路，帮助心脏把电活动传给每一个细胞，使心脏及时跳动。

▶ **使左右心脏同步跳动**：一些情况下，心脏左侧电路阻滞，导致心脏右心先跳、左心后跳，心脏排血下降、心力衰竭，起搏器可提前激动左侧心脏，保持左右心脏一起跳动。

▶ **除颤功能**：当心脏出现心动过速、心室颤动时，起搏器可及时诊断、发放直流电除颤，恢复正常心跳。

因此，起搏器治疗最常见的疾病是心动过缓、心跳停止、心脏传导阻滞、伴有左侧电路阻滞的心力衰竭、室性心动过速及心室颤动。

③ **出现哪些临床症状需要考虑安装起搏器？**

伴有以下症状之一的患者需要进一步评估，如心动过缓（45次/分钟以下），出现头晕、眼前发黑、站立不稳跌倒、神志不清伴有抽筋以及心力衰竭伴有左束支传导阻滞。

④ **单腔、双腔、心脏再同步化治疗（CRT）、植入型心脏转复除颤器（ICD），哪一种起搏器比较好？**

选择起搏器应该根据病情需要，不是越贵越好。房颤伴有缓慢性心律失常，单腔起搏器就够了；病态窦房结综合征及房室传导阻滞，通常选择双腔起搏器；有卒中病史、安装起搏器后需要做磁共振检查的病人，最好选择磁共振兼容的起搏器；伴有水肿、心力衰竭的病人需要选择心脏同步化治疗（CRT）；有室速室颤及猝死风险的病人选择具有除颤功能的植入型心脏转复除颤器（ICD）。

大多数情况下，心脏起搏器的主要适应证就是病态窦房结综合征和房室传导阻滞，是为那些心率过慢而引起不适的人准备的。当心脏停跳3秒以上或心率经常低于40次/分，尤其是经常会出现眼前发黑、突然晕倒的患者，应该植入起搏器。心脏起搏器通常埋植在上胸部的皮下，导线经由静脉到达心脏。它是由脉冲发生器发放的信号作为人工司令部，通过导线电极的传导，刺激电极所接触的心肌，使心脏激动和收缩，从而达到治疗的目的。

而植入型心脏转复除颤器植入的目的主要是为了预防心源

性猝死，即用于包括心功能不全、心肌缺血等原因引起的容易发生恶性心律失常的患者，在这些患者发生高频率的持续性室速或者室颤时进行电除颤。CRT是指心脏再同步化治疗，早期主要用于左右心室不同步的患者，即患者的心脏左右心室之间或左心室内部的收缩不协调，在心电图上的表现为QRS波增宽。随着CRT应用的推广，它在心衰患者当中的应用指征也在逐渐放宽。前边提到的CRTD是指既有让心脏再同步功能又有除颤功能的一种多功能起搏器，它的适应证就是符合这两种植入条件的患者。

⑤ 起搏器手术后需要注意哪些？

起搏器手术后24小时，通常要卧床休息，因为起搏器的电极刚刚安装到心脏内，还没有长牢固，过度的活动，特别是深大呼吸、剧烈咳嗽可能会把电极震掉下来。头一个星期伤口不应该沾

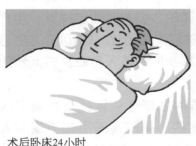

术后卧床24小时

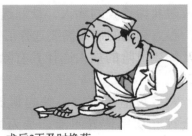

术后2天及时换药

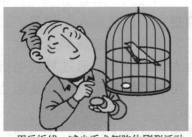

一周后拆线，减少手术侧肢体剧烈活动

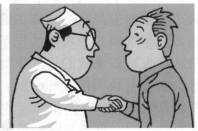

定期到医院检查

水，防止细菌感染，起搏器感染后往往后果严重，需要拔出电极，重新安装。为此，手术后2天要及时换药，防止伤口出血、血肿，有问题时需要及时再次手术止血；同时使用抗生素预防感染2天。安装起搏器一侧的肢体也应该减少剧烈活动，防止伤口裂开。一周后伤口需要拆线，进行起搏器程序控制、动态心电图、心电图检查，观察及确定起搏器的工作状态是否正常。还要根据病情使用一些药物，例如抗心律失常药物、降血压药物、抗心力衰竭药物等，每天都要按时服用。出院后1个月、3个月、6个月、12个月需要到医院进行特殊的起搏器检查，以后常规每一年1～2次，但出现不舒服时要及时就诊。在家中不要摩擦起搏器植入的胸部皮肤，也不能撞击起搏器，以防止损害机器。起搏器的电池有一定的寿命，时间到了要及时更换起搏器。乘飞机等过安全检查时要主动出示起搏器证明，避免不必要的麻烦。

6 我总是头晕眼花，是不是要装个起搏器?

在前边的介绍中我们已经看到，起搏器主要用于心跳慢或者有发生心衰、心律失常等的患者。笼统来讲，患者由于心跳慢或者心功能下降，心排血量减少，大脑得不到有效供血，往往就会出现乏力、头晕、黑矇甚至晕厥。因此，如果你出现了上述症状，就需要到医院做心电图或者24小时心电图监测，评估是否有心跳慢或心律失常。当然，晕厥的原因还有很多，包括大脑本身的问题（短暂脑缺血发作、脑梗死）、脑异常放电引起癫痫的原因、神经反射相关的问题（常见如排尿、咳嗽等）、代谢性疾病（包括低血糖、重度贫血、过度换气等）。心脏来源的还要排除心脏结构异常引起的疾病（包括肥厚性梗阻性心肌病、心房黏液瘤堵塞房室瓣瓣口等）。故需要经过细致的检查才可以判断。

而对于已经发生了心衰的患者，医生会根据客观检查的结果和病情情况评估是否需要进行心脏再同步化治疗或安装埋藏式心脏除颤器。

⑦ 装好起搏器多久来复查？

所有安装起搏器的出院病人，都会在出院时有出院小结和一份出院备忘录。出院小结上标明了安装起搏器的品牌、型号和安装的日期。出院备忘录上会有相应的随访安排。此外，在安装起搏器后3～6个月，会有从厂家出具的起搏器保用卡，上面有关于起搏器的一些参数说明，大家需要保管好。

▶ 植入永久性起搏器患者可从事一般运动，但要避免植入侧上肢的上抬及牵拉运动；避免过度外展上举；避免剧烈运动及负重。术后6周内避免抬举大于2.5千克的重物，3个月后可开始轻中度活动。

▶ 没有严重的器质性心脏病或其他疾病，可以正常工作、开车、游泳、乘坐飞机、轮船等交通工具。

▶ 植入起搏器的患者可以外出旅行，患者应随身携带起搏器器械植入卡，以便在遇到意外情况时，进行迅速而有效的处理。

▶ 注意保持起搏器植入处及导线引出处皮肤的清洁干燥，防止感染，避免撞击，洗澡时不要用力揉搓，若出现植入处皮肤红肿、皮肤温度升高、胀痛感请及时医院就诊。

▶ 如果锻炼时感觉心跳跟不上，或者出现以前的头晕、乏力、晕厥等症状时，应当及时就诊，这些可以通过起搏器的程控进行参数调整。

▶ 改变不良生活习惯，戒烟酒，进食不宜过饱。保持良好的情绪，保证充足的睡眠。

▶ 坚持必要的药物治疗，起搏器只针对心跳慢的毛病，之前已有的基础疾病或者快速性的心律失常，包括房颤、早搏等仍然需要药物治疗。

二、出院备忘录

　　起搏器植入术以后，伤口在左侧或者右侧胸前，但是起搏器的电极是通过穿刺的血管，通到心脏里面的。患者在出院以后，以下几个方面需要注意。

　　► 药物：起搏器植入本身不需要增加特别的药物。但是，安装起搏器的病人大多数同时患有冠心病、高血压等疾病，起搏器并不能治疗高血压、冠心病等疾病，所以，需按时服用治疗冠心病、高血压、心律失常等其他必要的药物。

　　► 出院以后的活动：起搏器植入以后，可以进行正常的运动，包括跑步、游泳、爬山、打球等；刚植入起搏器的第一周，植入侧的手臂不要大幅度或剧烈活动。将来的生活中，避免用起搏器植入侧的手臂负重。不要抚摸、玩弄、移动植入皮下的起搏器装置，尽量避免打击与撞击起搏器。

　　如果开车，如果安全带压迫或者摩擦到起搏器部位，可垫一个垫子以分散压力。

　　洗桑拿或热水浴对起搏器没有影响，但是在洗澡时不要用力揉搓伤口处，避免起搏器移位。

　　► 饮食：起搏器本身不受饮食的影响，不必因为起搏器植入

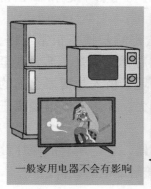

一般家用电器不会有影响

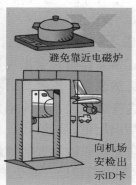

避免靠近电磁炉

向机场安检出示ID卡

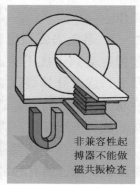

非兼容性起搏器不能做磁共振检查

手术而特别忌口。适度饮酒不影响起搏器。

► 自我观察：起搏器植入患者出院以后，开始的短期内，要观察伤口愈合情况，皮肤切口处有无红肿、变色、渗出、疼痛，检查起搏器囊袋部位皮肤颜色、温度、张力变化等情况。如果起搏囊袋出现红肿、疼痛等情况，要及时回到植入医生处随访。

► 一个重要提醒：如果您植入了起搏器，一定要随身携带病人识别卡，该卡中有起搏器的重要信息。有任何不舒服的地方，要及时告知医生。

► 出院后随访

· 华山医院门诊五楼10号诊室，每周四上午为起搏器随访日。

· 在出院后第1、3、6个月来随访，测定和调整起搏器参数。以后，常规情况下每半年随访一次，测定和调整起搏器参数。

· 起搏器本身不需药物治疗，但您如果有其他基础疾病，则仍需要药物治疗。

· 置入起搏器后不能做磁共振检查，CT检查是可以的。

· 起搏器一侧的上肢不要突然过度上举或外展，以免电极脱落或断裂。一般日常活动不受限制。

· 如出现起搏器一侧肩部肌肉跳动，或持续打嗝，请及时就诊。

· 目前起搏器有很好的屏蔽功能，一般家用电器如微波炉、电冰箱、电视机、电脑、手机、电吹风等均不影响起搏器正常工作。

· 避免去强烈电磁场的环境，可能会影响起搏器正常工作。起搏器受到干扰不能正常工作时，会出现心悸、头晕、乏力甚至晕厥，或者脉搏规律突然改变，或者又出现了植入起搏器之前的症状，脱离干扰后，这些症状通常很快消失。如果在确信脱离干扰后症状仍然存在，请尽快到医院就诊。

日常生活中，要避免使磁铁靠近起搏器，包括所有的磁疗健身器械。保证所有的常用电器接地，避免接触漏电的设备。

三、常见问题

1 装起搏器后还能坐飞机吗？

可以坐飞机，但起搏器携带者应事先向安检人员出示起搏器ID卡，因为起搏器能触动金属探测报警器，机场安全检查仪器对起搏器没有影响。

2 装起搏器后还要吃药吗？

起搏器本身不需要吃药，但起搏器只针对慢的毛病，之前已有的基础疾病或者快速性心律失常，包括房颤、早搏等仍然需要药物治疗。

3 怎么知道起搏器还有没有电？

定期随访主要目的是检查有无并发症，起搏器系统工作是否正常，电池是否将要耗竭。出院后第1个月、第3个月、第6个月、第12个月各随访1次，之后每年随访1次，电池即将耗尽时（电量剩余1年）每1～3个月随访1次，监测电池电量变化及起搏器特殊功能，确定更换时机。

4 植入起搏器后可以打电话、用电磁炉吗？

所有植入起搏器的患者都可以进行正常的家庭生活，打电话、使用微波炉、电磁炉和磁疗器械等均没有影响，只要记住不能做磁共振检查（除非是装了兼容磁共振起搏器）。

⑤ 安装起搏器后可以做磁共振检查吗？

起搏器的工作密码通常是用电磁密码存储的，在强大的磁场下可能会损害起搏器工作程序，干扰正常工作，所以一般的起搏器是不能耐受磁共振检查的。病人可以进行CT检查。目前，多个厂家开发了兼容磁共振的起搏器，设计了抗磁场的工作程序，安装后可以进行磁共振检查。不过需要注意的是：磁共振检查前需要到医生处用特殊的仪器程序控制一下，打开抗磁共振功能，在检查结束后再用仪器调回来，不能直接进行检查。

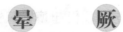

晕　　厥

心内科门诊来了对年近70的老夫妻，相互搀扶着走进来，很是甜蜜。听老太太说，近些年老大爷身体还算可以，但前天晚上吃过饭、准备出门遛弯时突然晕倒，扶起来休息了下很快清醒过来，并自述晕倒前有心慌的感觉，且平时有眼前发黑、头晕的情况。追问病史得知，老大爷在两年前曾因心悸在外院就诊被诊断为"心房颤动"，口服可达龙和倍他乐克等药物。门诊将老大爷收入院后行24小时心电图检查，发现确存在房颤心律，并在其后发现有长达6秒的间歇（两次心跳的间隔时间）。医生考虑其为快-慢综合征，行电生理检查评估其双结功能等情况后，建议进行房颤射频消融术治疗。老夫妻在和家人商量后同意了医生的安排。手术很顺利，到现在为止已经1年，老大爷心悸的症状有明显好转，也再无黑矇及晕倒的情况发生。

一、基础知识

① 什么是晕厥

晕倒是种什么感觉？很多人形容是眼前一黑，也有人说是眼冒金星，然后就失去了意识，直到醒来才发现刚刚晕过去的事实。那么，人为什么会突然晕倒，一定是脑袋出了问题吗？

我们平时所说的"晕倒"，专业术语叫做"晕厥"，并不是某个具体疾病，而是一种症状，是指由于大脑短暂低灌注引起的一过性意识丧失（即不省人事）。通俗地讲，我们的大脑是人体的"司令部"，可以把脑供血想象为给司令部供电。有一天，突然停电了（脑供血不足时），那么司令部也就无法继续运作，无法再继续感知和指挥全身的活动了。比如心跳突然变慢或者停跳，或者血管收缩异常血压突然减低，不能给大脑提供足够的血液，司令部就立刻不能正常运作，而重新恢复血流后，则立即恢复正常。故晕厥是许多疾病可导致的"结果"。

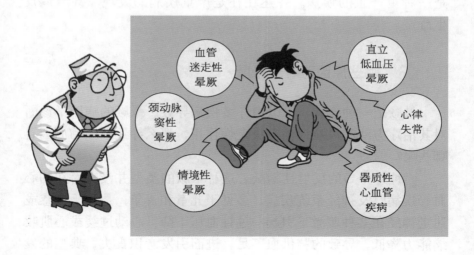

② 如何识别晕厥？

意识丧失分为很多表现形式，故首先我们需要识别患者的症状是否为晕厥。典型晕厥的意识丧失时间很少超过20～30秒，"突发、短暂、自发完全恢复、常引起摔倒"是其特点。部分晕厥发作之前出现头晕、耳鸣、出汗、视力模糊、面色苍白、全身不适等前驱症状，发作之后亦可能出现疲乏无力、恶心、呕吐、嗜睡，甚至大小便失禁等。

晕厥≠眩晕。"头晕"是症状最轻的一种，可以是很多疾病的伴随症状，它是一种昏昏沉沉的感觉，也就是一些人所描述的"头昏脑涨""头重脚轻"；如果头晕时伴有"天旋地转"，感到周边的东西都在转，或者上下浮动、左右摆动，那么就是"眩晕"。头晕和眩晕症状虽然严重，但是人的意识是清醒的，不会出现意识丧失的情况。

晕厥≠昏迷。昏迷是各种原因引起的一种意识障碍，强烈的疼痛刺激也不能使病人觉醒，这种意识障碍持续时间较长，需要积极治疗原发病后症状才能得以缓解。昏迷多见于脑组织的病变，是一种更严重的疾病。昏迷往往是严重疾病的表现，甚至危及生命。

③ 哪些原因可导致晕厥？

晕厥是一种症状，可以由许多疾病导致。晕厥的病因学诊断对其治疗方法和风险评估有决定性作用，那么导致晕厥的原因有哪些呢？

▶ 神经介导的反射性晕厥：这种晕厥的类型并没有潜在的心血管疾病以及神经系统疾病，多见于儿童和青年，是由于交感或迷走神经在某种刺激下引起一过性血压下降、心动过缓或心肌收缩能力降低，导致的脑供血不足，进而引发意识丧失。典型的发作前，人多处于站立的姿势，同时伴有发热、恶心、头晕或看东西灰暗等表现。诱发的原因有很多，如焦虑、恐惧、疼痛、饥饿、饮酒、巨大的精神压力或药物治疗等，包括：

· 血管迷走性晕厥：常由长时间站立或情绪紧张诱发。迷走神经兴奋性增加而交感神经兴奋性降低导致心率减慢和外周血容量下降，心排血量下降，当患者处于直立位时，大脑缺乏足够血供，导致患者意识丧失。

· 颈动脉窦性晕厥：颈动脉窦通常对牵拉或压迫敏感。按摩单侧或双侧颈动脉窦，可导致反射性心率减慢和动脉血压下降，此类晕厥发作前多有突然转头的动作、衣领过紧或在颈动脉窦区刮胡须等诱因。

· 情境性晕厥：发生于特定触发因素之后，如咳嗽、打喷嚏、胃肠道刺激（吞咽、排便、腹痛）、排尿（排尿性晕厥）、运动后及餐后等。咳嗽性晕厥多见于有慢性肺部疾病患者，剧烈咳嗽后发生。其原因可能是剧烈咳嗽导致胸腔压力增加，静脉回流受阻，心输出量减少导致脑灌注不足。排尿性晕厥多见青年男性，在夜间排尿时或排尿后晕倒，持续约 1 ~ 2 分钟，自然苏醒，无后遗症，其原因可能是排尿时通过屏气刺激迷走神经和排尿后腹压下降引起。

▶ 直立性低血压性晕厥：有些人发生晕倒是由于机体对血压调节的失控（原发或继发自主神经功能障碍），尤其是当人从蹲着、躺着或坐着迅速站起来，它也是晕厥的罪魁祸首之一。这种类型的晕厥多见于年老体弱者，或者由于疾病需要长期卧床的人。另外急性出血、腹泻等导致血容量减少的情况也会导致给"司令部"供电不足。

▶ 心源性晕厥：心源性晕厥包括心律失常性晕厥和器质性心血管疾病性晕厥，是危险性最高、预后较差的一类晕厥。

· 心律失常：可引起血流动力学障碍，导致心排血量和脑血流明显下降，包括"慢型"如窦房结功能障碍、房室传导阻滞，

"快型"如室上或室性心动过速，抑或房颤后伴长间歇，其他还有长QT综合征等。

· 器质性心血管疾病：多由"堵"引起心脏供血"供不应求"，如冠状动脉堵塞导致的大面积心肌梗死、梗阻性肥厚性心肌病堵塞左室流出道、主动脉瓣狭窄影响心脏血液外排等。

4 晕厥有哪些常用的检查？

晕厥病因复杂，有时诊断很困难，有些即使经过一系列的检查也不能明确原因，这大概占20%左右。要明确晕厥的原因，首先需要详细询问发病情况和发病过程，即病史，这是明确晕厥原因非常重要的一步。当你看医生时，医生会特别询问你在什么情况下出现晕厥，例如当时在做什么、周围是什么环境等。其次可能要进行较多的辅助检查。

▶ 排查心脏相关疾病：一般所有晕厥患者都首先进行心脏原因的检查。

· 一般：包括常规心电图检查，常规心电图不能发现异常者应行24小时动态心电图及超声心动图检查以了解心脏情况。

· 特殊：若怀疑存在心律失常而Holter无阳性发现，必要时可进行有创的电生理检查。植入式回路记录仪（ILRs）的价值在欧洲心脏病学会2018年新颁布的晕厥指南中也被提到了较高的位置，特别是对于不明原因晕厥的老年人。

▶ 排查自主神经相关疾病：对疑有自主神经功能异常者可做相关检查。

· 颈动脉窦试验：如果医生认为你的晕厥与颈动脉窦综合征有关，他会通过按摩你的颈动脉窦来观察你是否会再次出现晕厥或感觉头晕，这种检查就叫做"颈动脉窦试验"。颈动脉窦是颈内动脉起始处的膨大部分，动脉血管壁内有压力感受器，能感受血压的变化，进而通过神经传导控制血压升降。如果在按摩后出现了晕厥或

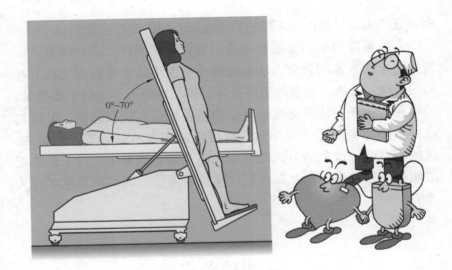

者头晕的症状，那么你的晕厥很可能是颈动脉窦综合征引起的。

· 直立倾斜试验：对疑有血管迷走性晕厥的患者有较高的诊断价值。

▶ 其他

· 血液：有时候医生会建议你抽血检查，一般是为了排除糖尿病或贫血等疾病。

· 神经系统：疑有器质性神经系统疾病应做脑电图排除是不是癫痫、头颅CT或MRI检查明确中枢神经系统疾病性质。

· 血气、血糖：疑有肺功能不全、低血糖者应做动脉血气和血糖测定。

⑤ 晕厥一般怎么处理？

通过上面的讲述，我们应该能够感受到晕厥是一个比较复杂的综合征，它可以有比较严重的心脏疾病，也可以有不太严重如排尿反射、咳嗽反射造成的晕厥发作，有的需要治疗，有的只用一些生活方式的改变就能够避免。所以晕厥的治疗前提还是要找到晕厥的病因，再针对不同的病因进行不同的治疗措施。

心脏原因引起的要进行相关药物或手术治疗。反射性晕厥一般只需生活方式的改变，比如情绪改变发生的晕厥就需要调节我们的情绪、心态、适当地锻炼身体；排尿性晕厥要注意不要憋尿，男性患者改为坐位或蹲位排尿；由体位性低血压引起的，卧位起床时就要尽量缓慢，先平躺，再慢慢起来，不要一下子站起来，这些都可以通过生活方式的改变来避免晕厥的发生。对于最终无法明确病因的患者，对其进行危险分层评估、识别高危患者极为重要。

二、出院备忘录

根据基础疾病的不同，晕厥患者的日常生活有所侧重。

▶ **避免诱因**：首先避免发生晕厥的一些诱因，比如由熬夜、劳累或由受惊、恐怖等引起的精神过分紧张激动；长时间卧床或下蹲稍久骤然起立，使血压显著下降；疾跑剧烈运动后突然站立不动；排尿性晕厥避免站立排尿、咳嗽性晕厥避免用力剧烈咳嗽。

▶ **不能停药**：一定要谨遵医生医嘱，规律、按时服用药物。

▶ **识别前兆**：一部分晕厥患者在晕厥前常有头昏眼花、面色苍白、全身无力、恶心、出冷汗、血压下降、脉率增快等先兆，此时若及时平卧可避免晕厥发生，同时也可以防跌撞造成外伤，再比如心脏原因的在出现心慌时应及时坐下来休息。

▶ **急救处理**：要教会家人及朋友如何在患者晕厥的第一时间做出正确处理。

· 首先不要惊慌失措，避免伤害进一步发生。

· 要保持患者呼吸道通畅，有呕吐情况应将病人的头偏向一侧以防窒息。

· 因为大部分晕厥患者能自行缓解，所以应使病人保持平卧，足部略抬高，头部放低，衣领较紧的要松解衣领以保证脑部血液供应；同时注意保暖，在知觉未恢复以前，不能给任何饮料或服药，清醒后不马上站起。

· 及时到医院就诊。

· 如果患者不能在短时间内（通常小于1分钟）醒过来，可能就要由专业人员来进行判断是不是晕厥还是其他什么原因引起的意识丧失，以免发生危险。

三、常见问题

① 什么情况的晕厥需要看医生？

一些引起晕厥的原因不是什么大毛病，也不需要特别的治疗。但如果你突然出现了晕厥，还是建议尽快去看医生，以免耽误病情。以下情况需要特别注意：

▶ 第一次出现晕厥。

▶ 反复晕厥。

▶ 晕厥导致了受伤。

▶ 孕妇、贫血患者、糖尿病患者、心脏病患者。

▶ 在丧失意识前，有胸闷、心律不齐或者心跳剧烈等症状。

▶ 有大小便失禁的情况。

▶ 意识丧失的时间长达数分钟及以上。

② 晕厥以后应该看什么科？

事实上，并没有治疗短暂意识障碍或晕厥的专门科室。从上述的检查及治疗方法可以看出晕厥的病人可能要到多个科室去检查，比如神经内科要排查是不是脑部疾患，到心血管科排查是不是心脏原因。欧洲心脏病学会最新指南提出了"（门诊）晕厥管理单元"的概念及其组织架构、路径和标准。但就现在实际情况看，我们建议大部分的晕厥患者应到大内科、心内科及神经内科进行主要排查。

③ 哪些晕厥会危及生命？

首先比较明确的是，有研究显示各种晕厥患者比非晕厥人群死亡危险性增加，但大家也不用过于担心，平素健康的年轻（＜45岁）心电图正常、无心脏病的晕厥患者，多为神经介导性晕厥和不明原因的晕厥，研究显示他们的死亡危险性不会增加。所以对于发生晕厥的病友，关键还是要及时找专科医生查明病因，特别是中老年发生晕厥的患者，更要引起重视，减少致残和死亡的风险。

晕厥的危险性可由四项因素决定：① 年龄＞45岁；② 有心力衰竭病史；③ 有室性心律失常病史；④ 心电图异常。有研究表明，若无任何危险因素，则一年内心律失常或死亡的概率为4%～7%；≥3个危险因素的，概率将会提升至58%～80%。可以看出确认心源性晕厥的重要性在于其危险性增加，而多数的心律失常及心脏病皆可有效治疗。

对于最终无法确认病因的晕厥患者，对其进行危险分层非常

表6-1　不明原因晕厥的危险分层

高　危	中　危	低　危
• 与急性冠脉综合征一致的胸痛 • 充血性心衰的表现	年龄≥50岁，有以下既往史： • 冠心病	年龄＜50岁，无以下病史： • 心血管疾病

（续表）

高 危	中 危	低 危
• 中/重度瓣膜病 • 室性心律失常病史 • 心电图或心脏监测提示缺血 • QTc延长（＞500毫秒） • 三分支阻滞或停搏2～3秒 • 持续性窦缓：心率40～60次/分 • 房颤和无症状非持续室速 • 心脏植入装置功能异常（起搏器或ICD）	• 心肌梗死 • 充血性心衰 • 心肌病经药物治疗无活动性症状 • 束支阻滞或Q波无心电图急性演变 • 早发家族史（＜50岁），不明原因猝死 • 症状不符合神经反射介导或血管迷走性晕厥 • 心脏植入装置无功能异常的证据 • 医生判断怀疑心源性可能	• 症状符合神经反射介导或血管迷走性晕厥 • 心血管检查正常 • 心电图检查正常

重要，具体的指标可见表6-1。

综上所述，器质性心脏病的预后不佳；小于45岁、心电图正常、平素体健的患者及神经介导的晕厥、体位性低血压预后良好。

④ 晕厥有没有预防用药、特效药，能不能治好？

晕厥治疗最重要的是对于其基础疾病的治疗，而基础病的治疗方式各有不同，故晕厥并无什么特效药可言，要"因地制宜"。

曾有一项关于晕厥预防用药的多中心临床试验，试验结果并不理想，用药组和实验组在晕厥发生率上并无差异。故对于晕厥，最重要的就是一旦发生给予重视、及时就医、明确诊断、尽早治疗。能够肯定的是，通过改变生活方式就可以很大程度上避免反射性与体位性低血压性晕厥的发生，心源性晕厥虽危险度较高，但大部分都有较为有效的治疗手段。

心律失常性心肌病

　　Tony是一名32岁的IT白领，和几个好朋友在上海开了一个不大的软件公司，压力巨大，经常熬夜加班赶项目，平常在外喝酒应酬也不少，基本上是玩命的工作。近半个月来，Tony感觉活动后心悸、胸闷，并进行性加重；3天前晚上加班至深夜后，发生感冒，症状明显加重，并出现呼吸困难、夜间不能平卧。他老婆见情况不妙，遂拨打了120将他送到医院急诊科就诊。医生给他做了胸部X线示心脏扩大；心电图示频发室性早搏，呈三联律，未见ST-T段变化和异常Q波；心脏彩超示，左心室扩大（56 mm），射血分数下降至49%；血液检测示：心肌酶在正常范围，而NT-proBNP升高达2 100 ng/L。医生按照扩张型心肌病——急性心力衰竭治疗后，症状缓解。Tony满脸惆怅，怎么自己突然得了扩张型心肌病呢，2年前体检的时候心脏还是好好的呢，最近1年除了经常感觉心慌，有早搏也没在意。Tony自己百度了下发现，扩张型心肌病是种非常严重的心肌病，多为遗传性，可导致心力衰竭甚至猝死，最终要靠心脏移植。看到这些，Tony心情十分沉重，去了心内科门诊就诊。心内科医生经过详细询问病史，行动态心电图（Holter）发现Tony室性早搏非常多，24小时达到2万余个，行冠脉CTA检查排除了心脏缺血。最后医生给Tony诊断为心律失常性心肌病，并告知这种扩大的心脏和心功能不全经过治疗后是可以逆转的，而且大多能完全恢复正常。听到这些，Tony如释重负，欣喜若狂，听从医生的建议，马上住院进行治疗。

基础知识

1 什么是心律失常性心肌病（AIC）？

窦房结是心脏搏动的最高"司令部"，其强有力的自律性兴奋，通过传导系统，控制着心脏的跳动频率。心律失常是由于窦房结兴奋异常或兴奋产生于窦房结以外，传导电路发生阻滞或经异常通道传导，从而使心脏搏动的频率和（或）节律出现异常。正是这种长期心脏异常搏动导致了心脏扩大、心功能下降，以及扩张型心肌病的发生。所以心律失常性心肌病本身属于继发性心肌病，这种心肌病及心功能改变经过治疗后可部分或完全恢复。

在患有频发室性早搏和非持续性室性心动过速的病例中，心律失常性心肌病的发生率约为9%～34%，在房颤伴心力衰竭的患者中，约25%～50%为心律失常性心肌病。除了各种快速性心律失常可以导致心律失常性心肌病外，心动过缓以及心房或心室不同步收缩也可导致。上述心律失常本质上导致频繁低效心搏、无效心搏，而有效心搏减少，产生一系列血流动力学改变。这些改变致使心肌组织缺血、能量代谢障碍，神经体液激活，心肌细胞发生肥大、凋亡，心肌组织发生重塑等改变，最终导致心肌病的发生。心律失常也可在本身已有器质性心脏病的基础上引发，这叫做不纯型心律失常性心肌病，否则叫做单纯型心律失常性心肌病。

2 哪些心律失常会导致心律失常心肌病？

得心律失常了就一定会发生心肌病改变吗？这也不是绝对的。心律失常性心肌病发生的年龄和病程有较大的差异，其可发生于胎儿、婴幼儿，也可发生于老年人；可发生于心律失常后数天，亦可发生于心律失常20年后；可发生于心律失常负荷（24小时心律失常心搏数/24小时总心搏数）＜10%者，但个别患者该负荷＞40%却未发生心律失常性心肌病等。

心律失常性心肌病中的心律失常也具有一些特点，这些特点可认为是心律失常性心肌病的危险因素：① 心律失常的类型，快速型心律失常较缓慢型心律失常易诱发心律失常性心肌病；② 心律失常的心室率和负荷，心室率越快、病程越长、心律失常负荷越重（＞10% ～ 20%）以及有效治疗越迟等越易诱发心律失常性心肌病。应该注意的是任何单项因素既可见于心律失常性心肌病患者，也可见于非心律失常性心肌病患者。

③ 心律失常性心肌病的治疗方法有哪些呢？

目前对于心律失常性心肌病治疗主要包括药物治疗、射频消融治疗以及心脏起搏治疗。药物治疗是心律失常性心肌病的首选病因治疗和基本治疗方法，包括抗心律失常病因治疗，以及防治心力衰竭和血栓等并发症的治疗，对部分病史较短的心律失常性心肌病和儿童心律失常性心肌病有相对较好的疗效，但同时应关注抗心律失常药物对心功能的抑制作用和致心律失常等不良反应。射频消融术适用于心动过速性心肌病和异位激动（期前收缩、室上速、心房颤动等）所致的心律失常性心肌病和（或）经药物治疗无效或疗效不满意者。导管消融根治心律失常成功率＞95%，治疗房颤成功率＞50%。起搏治疗适用于心动过缓性和心脏不同步性AIC；针对部分房颤消融失败或不能耐受患者，也可选择房室结消融＋心脏起搏器植入治疗。

恶性心律失常

宋先生费力地睁开眼，模糊地看到医院的白色墙壁，来来回回忙碌的医生护士，各式各样的机器和管路在身边。他记不起来自己是何时被送到医院，努力回想，好像是等地铁时候突然一阵心悸，随即便不省人事了。这期间有过一两次模糊的记忆，好像有人在喊"没脉搏……AED……电击……"，还有许多片段支离破碎，记不得了。

60岁的宋先生是一位多年2型糖尿病患者，半年前不幸罹患大面积心肌梗死，放了支架，但心肌梗死面积比较大，心脏收缩功能受到了很大的影响。半年来，在积极配合医生治疗的过程中，渐渐有了一些恢复，也能做一些轻体力活如散步、做饭和打扫等，虽然偶然还有胸闷和气急，但是这样的发作实属第一次。

经过医护人员一番奋力抢救，终于保住了宋先生的性命。心内科医生向他介绍，这种疾病叫做"室颤"，属于"恶性室性心律失常"。因为地铁站去年新配备了自动体外除颤器（AED），又有医务人员在附近，通过电击挽救了宋先生，并120转运来院。鉴于患者曾有心肌梗死和心功能不全的病史，而且一直在规范地使用药物治疗，医生建议他植入皮下埋藏式自动除颤器（ICD）。

一、基础知识

① 恶性心律失常有哪些类型？

恶性心律失常一般指可以引起意识丧失甚至猝死的心律失常，一般分成两类："快速性"和"缓慢性"。最常见的是快速性心律失常，包括心室颤动、心室扑动、室性心动过速和某些室上性心动过速等，其中绝大多数都是室性心律失常，发作时，因为心室收缩极快而且不按正常规律收缩，等同于无法完成泵血工作，导致脑供血停止或严重减少，从而造成意识丧失。其次是缓慢性心律失常，包括窦性停搏和高度房室传导阻滞等，发作时因为过长时间的心脏停搏而导致脑供血不足，亦可造成意识丧失。这些心律失常引起的症状均需要立刻进行医疗处理。

② 哪些人要当心发生恶性心律失常？

一般来说，快速性恶性心律失常（恶性室性心律失常）好发作于两类病人。第一是有结构性心脏病的患者，包括：① 目前或曾经发生心肌梗死，心脏收缩功能不佳的患者；② 曾经诊断为心肌病的患者，包括扩张性心肌病、肥厚性心肌病等。第二是有遗传性离子通道疾病的患者，这类疾病的特点往往是一家人中有多个患者（有的家庭成员可能年轻时发生不明原因的猝死），发病时年龄通常都比较小。如果怀疑存在这类疾病，应该尽快做心电图、超声心动图、心脏磁共振检查和相关的遗传学检查，防止心脏性猝死的悲剧发生。

缓慢性心律失常一般都是缓慢逐渐进展，年纪较大的患者比较容易发生，特别是本来就存在窦性心动过缓和房室传导阻滞的患者，一定要当心心脏停搏和高度房室传导阻滞发生的危险。定期去医院检查心电图和动态心电图。

③ 恶性心律失常的判断和急救策略

恶性心律失常一旦发生就有生命危险，旁观者应该在第一时间开始进行急救，也就是心肺复苏。对于医院外发生的恶性心律失常的急救，可以按下图所示生存链进行：

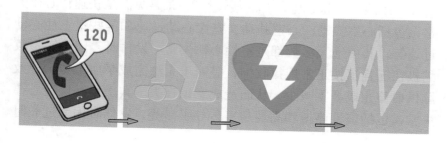

▶ 评估和现场安全：急救者在确认现场安全的情况下轻拍患者的肩膀，并大声呼喊"你还好吗？"检查患者是否有呼吸。如果没有呼吸或者没有正常呼吸（即只有喘息）。即可判断为恶性心律失常，立刻启动应急反应系统。迅速呼叫周围人员协助，如在大型公共场所（机场、地铁站等），呼叫工作人员获取AED，拨打急救电话120。

▶ 持续高效的心肺复苏：单人徒手心肺复苏包括C（胸外按压）-A（开放气道）-B（人工呼吸）程序。① 胸外按压（circulation，C）：这一点最为重要，确保患者仰卧于平地上，急救者采用跪姿，将一只手的掌根放在患者胸部的中央，胸骨下半部上，将另一只手的掌根置于第一只手上。手指不接触胸壁。按压时双肘须伸直，垂直向下用力按压，成人按压频率为100～120次/分，下压深度至少为5～6厘米，每次按压之后应保证胸廓完全回弹（如图）。② 开放气道（airway，A）：常用仰头抬颏法：将一只手置于患者的前额，然后用手掌推动，使其头部后仰；将另一只手的手指置于颏骨附近的下颌下方；提起下颌，使颏骨上抬。注意在开放气道同时应该清理口中异物。③ 人工呼吸：人工呼吸（breathing，B）：给予人工呼吸前，正常吸气即可，口对口持续吹

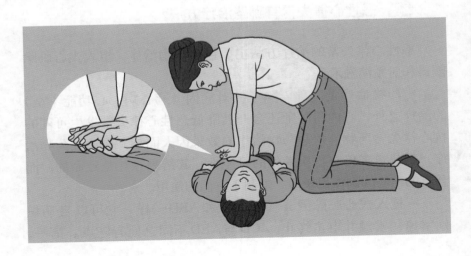

气1秒以上，保证有足够量的气体进入并使胸廓起伏。胸外按压与人工呼吸频率为30∶2。

▶ **AED除颤**：如果能够取得AED，并能在意识丧失后的4分钟内立即实施心肺复苏及除颤，存活率是最高的。对于院外发生此类事件患者，迅速除颤是治疗恶性室性心律失常的最好方法。

④ 发生过恶性心律失常的病人，还会再次发生吗？

对于有明确基础疾病，比如心肌梗死、心肌病或遗传性心律失常的患者，再次发生恶性心律失常的可能性很大。对于这些患者来说，首先应该对心脏的结构、功能和基础心电节律做一个系统的评估，比如完善心电图、动态心电图、超声心动图、心脏磁共振检查和/或遗传学检查。然后在心内科专科医师的指导下分析和纠正可能存在的诱发因素（如甲状腺功能异常、电解质异常和药物因素等），根据评估结果调整用药，并进一步评估植入ICD的必要性。

⑤ 恶性心律失常有哪些治疗方法？

恶性心律失常的治疗方法主要包括药物治疗、植入式心脏除颤器和射频消融术。

▶ **药物治疗是基础**：除了针对病因（冠心病、心功能不全）的治疗之外，心内科医师还会开具降低恶性心律失常发生可能的抗心律失常药物。但是药物治疗的效果因人而异。仅通过药物治疗，部分患者仍有再次发作的可能性，其结果往往是致命的。而且有的药物的副作用较多，限制了它们的使用。

▶ **植入式心脏除颤器（ICD）**：和AED一样，它可以自动识别室速、室颤并电击终止。ICD与AED不同之处有三点：第一，它是植入在体内的仪器，可以无需任何人的操作，完全自动识别和自动处理；第二，它可以作为起搏器进行工作，对恶性缓慢性心律失常（如窦性停搏）亦有治疗作用；第三，它也可以作为一个植入式的动态心电图进行长期心电监护和记录工作，每次恶性心律失常发作时，其心电图都可以被ICD记录，并由医师进行分析，拟定下一步治疗策略。它的外形和起搏器相似，但稍大一些。植入方式亦与起搏器相似，也是通过静脉将具备除颤＋起搏功能的导线头端固定于心室内，尾端连接脉冲发生器埋藏在皮下囊袋内。可以不夸张地说，ICD是守护恶性心律失常患者的最后防线。目前国际上通用的指南建议，所有发生过恶性心律失常的器质性心脏病或离子通道病的患者均应该植入ICD；有些虽未发生过恶性心律失常，但心功能极差的患者，也应该植入ICD，预防可能出现的恶性事件。但是从另一个角度说，ICD虽然能够终止恶性心律失常，但不能阻止它的发作。有时心动过速频繁地、甚至呈无休止发作，反复电击不仅影响了患者的心功能，也会给患者造成巨大的心理创伤。当此类现象发生时，应该进行射频消融治疗。

► 射频消融术：与室上性心动过速一样，室速和室颤也是与电活动的紊乱相关的。不同的是，室上速的患者绝大多数的心肌是正常的，恶性室性心律失常的患者，则往往存在大片"严重损坏"和"已经死亡"变成瘢痕的心室肌，这些不规则的瘢痕和严重受损心肌，会造成混乱的心室内电传导顺序。在射频消融手术中，手术医生通过检测心室内的瘢痕区域和异常电活动区域，推测到可能的电活动路径，然后通过消融对相关区域的心肌进行改良，消除可能造成紊乱电传导的基础。近年来，随着射频消融技术的迅速发展，这项手段已成为有效预防恶性心律失常发作的利器，是ICD治疗的有效补充。

二、常见问题

① 什么时候使用自动体外除颤器？

自动体外除颤器（AED）是挽救恶性心律失常患者的"神器"。它可以自动判断患者是否发生恶性心律失常，自动放电进行除颤，终止患者的快速性心律失常，然后等待患者回归自己的正常心律。显然，它针对的是心室颤动、心室扑动和室性心动过速等恶性室性心律失常；对于缓慢性心律失常，包括心脏停搏，则不会有所反应，而通过自动判断提示施救者进行心外按压。

② 如何使用自动体外除颤器？

一旦怀疑患者出现心跳骤停的表现，即应该及早取得AED，并在C-A-B程序后尽快使用。目前AED基本为全自动机型，只需按照机器上的指示，粘贴贴片于患者身体的指定部位，打开开关，AED就能自动判断并电击，全程均有语音提示操作，是针对非医疗工作人员所设计，十分简便实用。

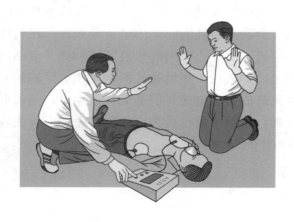

第七章
心 力 衰 竭

♥

　　王先生和刘先生是病房里邻床的"病友"，这天两人在交流自己的病情：

　　"老王，我看你蛮精神的，不像我喘口气都费劲，你为什么住院？"

　　"别提了，我本来也觉得自己身体很好的，平常跳跳舞带带孙子，退休了该享享清福了，从去年开始觉得气短，上楼比原来费劲了，开始还没怎么当回事，上个月体检，医生说我心脏好大，心衰了，我一下觉得情况严重了，出虚汗、心慌、晚上睡觉也觉得憋气，要垫两个枕头，觉也睡不好，老伴急得要命，就找医生住进来查查！老刘，你是什么情况？"

　　"我也是心衰，知道好多年了，前些年吃吃药自己注意保养还可以的，我喜欢出去走走，最近觉得出门一站路也走不了，医生说我这情况装起搏器可能会改善，我想听医生的总没错，就住进来了。"

　　"哦？怎么都是心衰，到底什么是心衰呀？"

一、基础知识

1 什么是心力衰竭？

　　说到心力衰竭（简称心衰），我们先说说心脏是做什么的，你看左边胸片里黑黑的肺组织中间亮亮的像拳头一样的就是人体的心脏。心脏就像个永不停止的水泵，不断地将富有营养的血液泵出，通过血管输送到身体的各个器官。任何原因引起"泵"的功能下降，不能够按照身体的需要输送足够的血液，就会出现心力衰竭。

　　▶"泵"本身发生各种机械故障或者老化，直接引起"泵"结构功能的变化，"泵"不能输送足够的血液，就会出现心力衰竭，所以各种心脏疾病都会导致心力衰竭，你看，右边图里的心脏，变得那么大，占了胸腔的一半以上，心脏变大了，不健康了，心衰了。

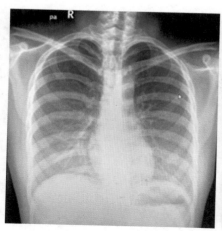
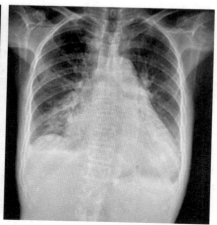

▶ 如果血管里突然多出了太多的液体，"泵"需要抽吸的血液突然变多，超出它的能力范围，应接不暇了，也会出现心力衰竭。

▶ 如果"泵"后方的血管阻力过高，"泵"的工作负荷大大增加，长此以往不堪重负，也会发生心力衰竭。

从专业角度来说，心力衰竭是由各种心脏疾病引起的心排血量减少，不能满足机体代谢的需要，临床上以器官、组织血液灌注不足，体循环和（或）肺循环淤血为主要特征的一组临床综合征。

② 心力衰竭有哪些类型？

▶ 急性和慢性：在原有慢性心脏疾病基础上逐渐出现心力衰竭表现的为慢性心衰；慢性心衰突然恶化或者由于急性病变导致的新发心衰都为急性心衰；

▶ 左心室射血分数（LVEF）降低的心衰和LVEF保留（正常）的心衰：LVEF是提示心力衰竭患者心脏功能的重要指标，可以从心脏超声/心脏磁共振检查中获得，LVEF降低的心衰提示心脏收缩功能减退，往往伴有心脏扩大，LVEF正常的心衰往往提示心脏舒张功能异常，可能伴有心脏肥厚等情况。

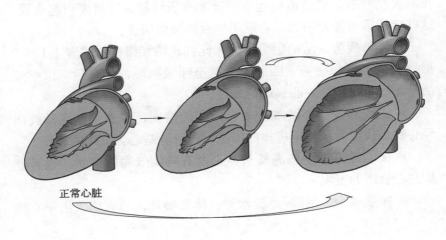

正常心脏

▶ 左心衰和右心衰：心脏分为左心系统和右心系统，以左心系统功能障碍为主的是左心衰，主要表现可以有咳嗽、喘息、劳力性呼吸困难、夜间不能平卧等；以右心系统功能障碍为主的是右心衰，主要表现可以有食欲下降、乏力、下肢水肿、胸腔积液、腹水等。

判断心衰的严重程度可以有不同的方法，最简便的是根据临床症状划分的纽约心功能分级（NYHA 分级）。

Ⅰ级　活动不受限。日常体力活动不引起明显的气促、疲乏或心悸。

Ⅱ级　活动轻度受限。休息时无症状，日常活动可引起明显的气促、疲乏或心悸。

Ⅲ级　活动明显受限。休息时可无症状，轻于日常活动即引起显著气促、疲乏或心悸。

Ⅳ级　休息时也有症状，稍有体力活动症状即加重。任何体力活动均会引起不适。

③ 哪些情况提示心力衰竭？

▶ 咳嗽、气促，活动或者劳累后尤其明显，有的时候会出现夜间突然憋醒，要被迫坐起后情况才有所缓解，这时要引起重视，这些症状很可能是因为左心衰竭导致肺淤血所致。

▶ 容易疲劳，活动耐力下降，比如走路稍微快点或者上 1～2 层楼梯就会觉得疲劳、四肢无力甚至呼吸困难，休息后可以继续活动，这也可能是左心衰竭的表现。

▶ 出现心悸、心跳加快或者不齐的情况，或者稍微活动就出现心跳加快或者脉搏不规律的情况，也可能是心力衰竭的表现。

▶ 夜间睡觉需要垫高枕头，否则有胸闷气短的症状，也可能是左心衰竭的表现。

▶ 尿量减少、足踝/小腿水肿、体重增加，心衰病人由于心功能减退，体循环淤血，常常出现尿量减少、身体下垂部位（足踝、小腿等）的水肿。

▶ 食欲不振、恶心呕吐、腹胀不适，这些情况可能是由于右心衰竭，导致胃肠道、肝胆等内脏淤血引起的。

如果一旦发现以上心衰的早期信号，要及时到医院做相关检查，控制疾病的发展，防止病情加重。

④ 可以通过哪些检查发现心衰？

对于出现活动后乏力、气急，怀疑心衰发生的患者，我们需要通过客观的检查来发现可能存在的心力衰竭，切不可模糊诊断。

从影像学角度来说，筛查心衰的检查手段包括经胸心脏超声检查、磁共振、核素扫描等。其中，经胸心超检查是普及率最广，且比较精确的检查心功能的影像学检查手段，能够检查心脏各个腔室（房间）的大小以及各重要腔室的收缩、舒张功能。无论是心脏的收缩功能受损还是舒张功能受限均会导致心衰发生，会出现气急、乏力的临床主诉。

从血液角度，临床上最常用的指标是NT-proBNP。BNP由心室产生，心功能不全时心室壁伸展，BNP分泌增多，心衰时体内NT-proBNP浓度升高，不受日常活动影响，可以有效反映当前的心脏功能。NT-proBNP小于300可以排除心衰，超过该数值需要具体情况具体分析，NT-proNBP随着年龄的增长，诊断数值是不同的，具体需要医生根据病情来确定。

⑤ 心力衰竭要不要紧？

心力衰竭被认为是所有心脏疾病的终末状态，绝大多数的心力衰竭继发于高血压病、冠心病等慢性疾病，极少数患者可能由于遗传基因异常导致心脏扩大，心功能下降。严重的心衰体力活动严重受限，并出现心律失常，如房颤、阵发性室速等，同时会伴随各种并发症，比如特别容易受损的是肾功能、肝功能，代谢系统、呼吸系统也都会随心衰进展而发生问题。

因此，一旦发生心力衰竭，我们需要积极的给予药物治疗，来改善生活状态，能够在不影响日常体力活动的情况下维持心衰病情的稳定。更加重要的是预防对肾脏及肝脏等脏器的影响。

⑥ 得了心力衰竭以后，吃东西有什么限制吗？

心力衰竭最担心的问题就是水钠潴留，简单来说就是"体内的水"不能通过正常的心脏收缩泵血功能来循环全身，并排出身体，必须借助利尿剂来"排水"，因此对于慢性心衰的患者必须限制每日的进水量，每日喝到身体里的水千万不要超过一个上限，如果喝多了水，最开始出现的表现就是体重增加，因此我们可以通过每天监测体重，根据体重的改变来看看是不是进水多了，一般控制在 1 500 ～ 2 000 毫升水，包括了饮用水、食物中的水等。

进水量并不单单只是"水"，还代表了部分"盐"。有些患者注意了进水量，却没有注意盐量，摄盐量增加会引起我们产生"渴"的感觉，便会让我们不自觉地增加饮水量。心衰患者每日的

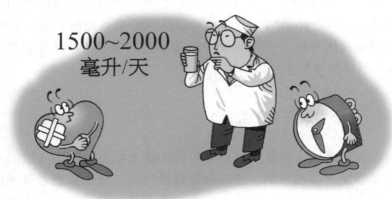

盐摄入量不能超过6克。

7 心力衰竭以后还能活动吗？多锻炼是不是心力衰竭就会好？

很多朋友在慢性心衰发生后不敢运动了，从长期的康复角度来说，逐步在心功能耐受的情况下增加运动量对远期的生活质量稳定是有帮助的。但不是说运动越多越好，而是需要在心功能耐受的情况下，慢慢增加体力活动。

我们一般会用代谢当量（MET）来指导运动量。当患者能够在一个代谢当量中稳定的运动而不感觉特别的乏力和疲劳，便可以往上一个运动当量来运动，需要由专门的心内科医生和康复科医生进行指导，方能进行。

运动项目可以在监护下在家中进行，踏车运动、走路等有氧运动的方式，运动时间在30～60分钟，包括热身、整理运动时间，针对体力衰弱的心衰患者，建议延长热身运动时间，通常10～15分钟，真正运动的时间为20～30分钟。每周3～5次为佳。

合理而有效的运动康复措施已经被证实可以明确改善心衰患者的生活质量及减少因心衰控制不稳定的再住院发生。

8 有哪些心力衰竭的药物要长期服用？

治疗心力衰竭的药物主要包括改善心衰预后的药物和缓解心衰症状的药物。

所谓改善心衰预后，就是指延缓或者终止心功能衰退的病程，对于小部分幸运的心衰患者，甚至可以逆转心衰的进程，改善心脏的泵血能力，从而降低心衰患者的死亡率。

临床上就目前而言改善心衰预后的药物有一个非常经典的

"金三角"的理念，即β受体阻滞剂、血管紧张素Ⅱ受体拮抗剂（ARB）/血管紧张素转换酶抑制剂（ACEI）类药物、醛固酮受体拮抗剂三类药物。

常用的β受体阻滞剂类药物包括倍他乐克（美托洛尔）、比索洛尔、卡维地洛（这种药物同时有α受体和β受体阻滞作用）等，这类药物因为具有减慢心律的作用，也有较轻微的降血压的作用，需要小剂量开始使用，很多情况下都是从半片起始量开始，但是许多患者误认为半片是长期剂量，这是非常错误的观念。对于心衰患者，需要逐步增加这一类药物目标剂量。衡量患者能耐受的最大剂量的依据就是心率以及血压。以倍他乐克（美托洛尔）缓释片（47.5毫克/片）为例，从半片开始，如果心率不低于55次/分，血压能耐受，我们可以以1周或者数周为时间单位，半片为剂量单位，逐渐加量，寻找每个患者个体能耐受的最大剂量，也就是目标剂量。最大剂量情况下可以达到1天4片（需要注意不是每个患者都能耐受得了）。对于心衰患者，我们也希望静息心率能控制在55～60次/分，减轻心脏耗氧量。

ACEI类或者ARB类药物，通俗讲叫做普利类药物或者沙坦类药物，能抑制心肌重构，改善心衰预后。从已知的临床研究来看，ACEI类药物比ARB类药物改善心衰预后证据更充分。因此一般首选ACEI类药物。但由于其有干咳等副作用，部分不能耐受的患者可以用ARB类药物替代。高血压的患者应该对这类药物很熟悉，因为同时也是降压药。因此对于心衰患者和β受体阻滞剂一样存在起始剂量和目标剂量的概念。同样需要注意避免误认为首次使用的剂量当作长期使用的剂量的误区。因为它的用法用量小剂量开始，力争能加到血压可以耐受的最大剂量。因为和β受体阻滞剂一样，它的量在能耐受的情况下用到越接近最大剂量，患者的获益越大。当然，这类药物有很多（ACEI类有培哚普利、福辛普利、赖诺普利、贝那普利、卡托普利等，ARB类改善心衰循证学依据较多的有坎地沙坦、氯沙坦、缬沙坦等），每一种最大剂量都有所不同。

醛固酮受体拮抗剂是排在第三位的改善心衰预后的药物，目前国内医院能见到的只有螺内酯，它是一种保钾利尿剂，因此，特别是和ACEI/ARB类药物合用的时候，要当心高血钾的情况，建议患者定期监测电解质。对于已经使用上述两类药物的心衰患者，特别是LVEF ＜ 40%（LVEF就是左心室射血分数，心超评估患者心功能最重要指标，心功能正常者LVEF ＞ 50%）的心衰患者，可以考虑加用螺内酯，它的常规用法一般是每天1片。必要时也可以加量。

⑨ 缓解症状的心力衰竭药物有哪些?

除了上面讲的改善心衰预后的药物，还有一些药物从目前所做的临床研究来看，并不能降低心衰的死亡率，但是可以缓解心衰患者诸如胸闷、气喘、下肢水肿、夜间不能平卧等症状，提高患者的生存质量。

常用的药物有利尿剂，这里说的利尿剂是上面所说的醛固酮类受体拮抗剂以外的其他利尿剂，单纯改善心衰的症状。常用的利尿剂有呋塞米、托拉塞米、氢氯噻嗪等。利尿剂，顾名思义，就是增加小便量，把多余的水排出去。由于心衰患者心脏收缩力下降，泵血功能差，会导致体内多余的水分累积。引起双肺啰音，双下肢或者腰背部（长期卧床者）水肿的症状。利尿剂可以达到所谓"消肿"的目的。需要注意的是利尿剂都会或多或少影响电解质，使用这类药物需要注意电解质情况。特别是和其他抗心律失常药物合用时要特别小心电解质。比如说下面所说的地高辛和呋塞米合用，要特别小心有无低钾血症。

地高辛是一种正性肌力药物，也常用于心衰患者，特别适用于快心室率（特别是快房颤）低输出量的心力衰竭患者，可以增加心脏收缩力，减慢心律。百年前当它诞生之初由于其正性肌力作用这种药物在心衰领域被寄予厚望，但随着研究的深入，这种药物目前被认为在心衰患者降低死亡率作用是中性的结果（即不增加死亡率，也不降低死亡率）。不过，在合适的心衰患者中，可以有效地改善症状。使用地高辛需要每天监测血压、心率。当心率过慢（＜55次/分），请慎用，并且尽快就诊与医生沟通这一情况，明确是否继续用药。此外，需要注意这种药物过量或者肾功能恶化时使用可能造成洋地黄（地高辛）中毒，表现为各种心律失常，恶心、呕吐等胃肠道不适，头晕眼花等神经系统症状等。有以上不适，请及时就医。因此，地高辛常规剂量是很小的，一般是每天半片（肾功能不全的患者甚至要更小的剂量），大于这个剂量仅仅在特定的患者中极个别的有非常丰富经验的专家制订方案中才会见到。由于地高辛主要靠肾脏代谢，对于肾功能异常的患者需要格外注意，加强监测，定期测肾功能和地高辛浓度预防中毒。

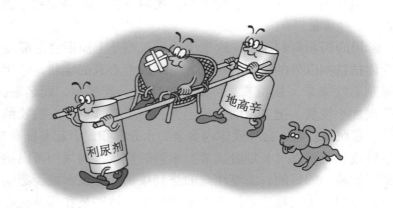

🔟 防治心力衰竭有哪些新药？

目前心衰领域有一些新药已经在国内上市。然而这些药物还是自费的，仍然需要一段时间才能进入医保。

ARNI，即诺欣妥，是沙库巴曲和缬沙坦的复方制剂，目前已知的临床研究中它对于心衰的治疗价值是高于前面介绍过的ACEI/ARB类药物。从国外的指南中可窥其价值。激进的美国心衰指南中已经直接推荐ARNI为心衰的一线用药，而相对保守的欧洲心衰指南也推荐在ACEI/ARB类药物效果不理想时可考虑替换成这种新药。在我国由于其不能纳入医保且2017年下半年才在上市，目前使用较少，但对于LVEF＜40%的心衰患者，特别是ACEI/ARB类药物效果不理想的心衰患者可以考虑使用它替代ACEI/ARB类药物。但患者必须在医生的指导下才能使用。需要注意从ACEI类药物替换ARNI必须有36小时洗脱期。这种药物也是和ACEI/ARB类药物一样，也是从小剂量开始（每天2次，每次1片，一片为50毫克），在血压和心率耐受且没有其他不能耐受的副作用情况下，通过数周甚至数月的调整，加量到能耐受的目标剂量（推荐的最大剂量是每天2次，每次4片）。

依伐布雷定已在国内上市一段时间，它主要用于与β受体阻滞剂合用减慢窦性心律心衰患者的心率，或者用于禁用或不能耐受β受体阻滞剂降低心律的患者。如前所述，心衰患者需要降低心率减轻心肌负荷，首选的是β受体阻滞剂，但有些患者使用大剂量β阻滞剂时不能耐受或者有其他禁忌，但心率仍大于75次/分，可考虑使用依伐布雷定。依伐布雷定的使用同样是小剂量开始（每天2次，每次2.5毫克）调整剂量，最大剂量是每天2次，每次7.5毫克。

托伐普坦本质上来说是一种利尿剂，前面说过，传统的利尿剂对电解质有影响，容易造成低钠。当一些心衰患者本身就有较重的低钠血症，使用呋塞米、托拉塞米这些利尿剂会进一步加重低钠情况。而心衰患者通过补钠又容易加重心衰，因此既往对于心衰症状严重低钠血症患者利尿是很矛盾的事情。托伐普坦片就应运而生，由于它可以在不影响血钠的情况下利尿，可用于低钠血症的心衰患者的利尿。此外，一部分血钠正常但其他药物利尿效果不佳时使用托伐普坦也有很好的利尿效果。它的使用同样需要密切监测电解质和血容量状态，因此必须遵医嘱使用。

11 除了吃药，心力衰竭还有其他办法吗？心力衰竭装起搏器是怎么回事？

除了吃药，心力衰竭还有其他办法吗？答案是：有。

起搏器植入可以缓解严重的晚期心衰患者心衰症状，从而改善生存质量，减少死亡率。该类起搏器有两种类型：CRT（心脏再同步化治疗）；ICD（植入式心脏电除颤仪）；也有将这两种功能结合起来的起搏器被称为CRT−D。

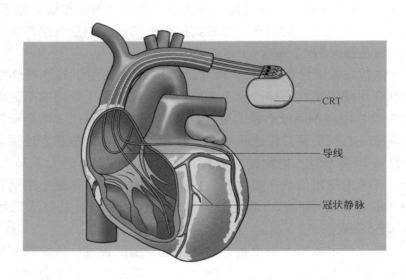

12 心衰患者为什么要进行心脏再同步化治疗（CRT）？

正常情况下，心脏的左右心室作一个整体几乎同步收缩、舒张。心力衰竭起始于心脏组织的损害，随后神经内分泌机制导致心室重构，部分患者出现左右心室活动的不同步，心室活动不同步在心力衰竭中并不少见，大约30%的进展性心力衰竭存在左右心室不同步收缩，左右心室不同步收缩和室内不协调收缩都会使心搏出量大大减少。心脏的器械治疗可以减少这种不同步收缩，这种治疗方式就叫心脏再同步化治疗。需要心内科专科医生根据患者的临床表现（心功能分级）、心电图表现（QRS波宽度及左束支）和心脏超声波检查结果（左心室射血分数）来确定。

它是一种有三根电极（在左右心室及右心房分别植入一根电极，通过这三根电极实现各心腔的同步化和协调收缩）的起搏器，老百姓叫"三腔起搏器"。

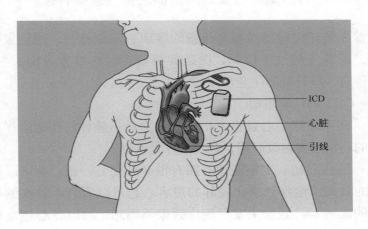

ICD

心脏

引线

13 为什么心衰患者要安装植入式心脏除颤仪（ICD）？

心衰是一个逐渐发展的过程，促进心衰的因素同时也促进心律失常的发生，所以心衰患者同时也是心律失常的高危患者。心衰患者很大一部分猝死源于恶性心律失常，其中主要是快速性室性心律失常，包括室速和室颤，对于突发的室速和室颤最有效的方法就是电复律和电除颤。然而99%的人来不及被送到医院进行除颤。植入式电除颤仪相当于一个体积很小的除颤仪，它可以有效地检测到患者发生了恶性心律失常并及时放电进行电除颤结束快速室性心律避免患者的猝死。有大规模随机临床研究表明：植入ICD可以使得心衰患者降低30%的死亡率。对于心衰患者中发生过猝死成功进行抢救的患者以及长时程心电记录评估为恶性心律失常高危患者应植入ICD。哪些患者需要植入ICD也是需要心脏科专科医生进行严格的评估确定的。

如果一个患者同时符合CRT和ICD的植入指征，则医生会考虑为他植入CRT-D，一种兼具CRT和ICD功能的起搏器。

⑭ 心力衰竭患者安装起搏器后要注意些什么？

首先是任何起搏器都要注意的事项：定期随访，避免靠近强磁场，避免上肢过于拉伸，做磁共振检查时应事先咨询医生等，但是还有一些特别的注意事项如下。

▶ CRT的注意事项

· 药不能停：心衰患者CRT安装之后不能替代药物治疗，抗心衰的药物还要继续服用，药物治疗是基础。

· 随访心超：定期随访心超有很多好处：一是心超可以看到CRT的效果，治疗效果比较好的患者心超可以看到心脏收缩功能明显的改善；二是如果发现治疗效果不理想，可以在心超监视下设置CRT的参数，使得CRT的功能最优化。

▶ ICD的注意事项

· 抗心律失常药物不能停用：ICD虽然能通过放电来纠正恶性心律失常，但对于患者来说被电击毕竟是一种非常恶劣的体验，最好还是不发生电击。合理的药物可以最大限度地减少心律失常的发生，从而减少ICD的放电机会，不仅减少患者的痛苦还能延长ICD的使用寿命。

· 心理健康：在接受过ICD放电治疗的患者中75%的患者因恐惧和焦虑而出现心理问题。所以心理健康是非常必要的，甚至可以求助于心理医生和药物。

· ICD只是预防心衰患者心律失常导致的心衰，并不能改善心衰的症状，也不能延缓心衰的进展，所以不能把你身体出现的所有不舒适"归罪于"你的ICD。

⑮ 睡眠不好影不影响心衰？

慢性心衰患者在经受乏力气促等症状的长期折磨下，其情绪和心理状态常不良，从而导致睡眠障碍，而睡眠障碍又会反过来影响患者的情绪、心理状态甚至免疫力从而加剧心衰的进展。所以有些学者认为睡眠障碍可能成为改善心力衰竭预后的治疗靶点，良好的睡眠质量可以快速恢复患者体力，提高患者免疫力。人类在睡眠期间副交感神经兴奋，心率降低，代谢降低，血压降低，对心血管有保护作用；而有睡眠障碍的患者自主神经功能紊乱、下丘脑-垂体-肾上腺轴分泌功能异常，皮质醇增加，血清C反应蛋白水平增加，从而加剧了心衰的恶化。所以心衰患者务必要重视自己的睡眠。

患者可以从医务人员那里更多地了解心衰的知识以减轻焦虑的情绪。加强心理支持，必要时使用药物辅助睡眠等以减轻睡眠不足导致的免疫力下降，因为免疫力下降可能诱发感染，感染是慢性心衰诱发成急性心衰最常见因素，急性心衰的发作是可以威胁生命的。

⑯ 心力衰竭会"复发"吗？怎样做才能让心力衰竭保持稳定？

答案是"会"，而且是一定会。治疗的目的是减少复发和住院的频率，而不能将其治愈。慢性心衰是一个长期的管理与自我管理的过程。除了医院定期随访，患者本人自我管理也非常重要。患者可以从以下几个方面进行自我管理。

▶ 水摄入及体重管理：慢性心衰患者需控制水的摄入，保持体重。体重间接反映体内水负荷的大小，体重的突然飙升意味着体内潴留过多的水分。循环负荷过重会诱发急性左心衰。所以要养成每天称体重的习惯，每日体重变化不超过1千克，如果体重增加需要及时利用利尿剂将过多的水排出体外。

▶ 避免劳累，过度劳累会导致交感兴奋，增加心脏负荷诱发急性心衰发作。

▶ 预防感染，避免感染，尤其是肺部感染。感染是诱发急性左心衰的最常见因素，尤其是肺部感染。

▶ 心率管理：测量自己的心律，如果心率突然增加，及时至门诊随访。

二、出院备忘录

心衰患者经过控制症状、保护心功能、治疗原发病等治疗后好转出院，相关检查结果已经写入出院小结，出院后仍需注意以下事项。

▶ 坚持服药

· β 受体阻滞剂：药物＿＿＿＿＿＿用法用量＿＿＿＿＿＿，使用中注意随访心率血压变化，定期随访医生加量至最大耐受剂量；

· 血管紧张素转化酶抑制剂（普利类）/血管紧张素受体拮抗剂（沙坦类）：药物＿＿＿＿＿＿用法用量＿＿＿＿＿＿，使用中注意随访电解质、肾功能及血压，定期随访医生加量至最大耐受剂量；

· 醛固酮受体拮抗剂：螺内酯，用法用量＿＿＿＿＿＿，使用中注意随访电解质、肾功能及血压；

· 脑啡肽酶/AT1受体阻滞剂：沙库巴曲缬沙坦钠，用法用量＿＿＿＿＿＿，使用中注意随访电解质、肾功能及血压；

· 其他利尿剂：药物_____用法用量_____，使用中注意随访电解质、肾功能、血压、水肿情况，定期随访医生调整剂量；

· 其他药物：_____

▶ 改变生活方式

· 控制高血压、高血脂、糖尿病等危险因素。

· 戒烟、戒酒、避免咖啡浓茶等导致兴奋的饮料。

· 规律饮食：避免暴饮暴食、避免过度饥饿，避免过咸的饮食。

· 体重管理：严格控制每日水的摄入，每日进行体重监测，如3天内体重突然增加2千克以上，考虑心衰加重，需要增加利尿剂剂量或及时就诊。

· 适当运动：心功能1～3级病人在不引起症状的情况下可以进行适当运动，但应避免过度劳累，可以考虑在心脏康复专业人员指导下进行运动训练，提高生活质量；心功能4级病人以休息为主，可进行适当被动运动以预防深静脉血栓形成。

▶ 定时规律就医，规律就医有以下目的

· 优化药物治疗方案：心衰的药物要在最大耐受剂量能发挥最佳作用，而整个过程需要医生来控制，不得自己随意加量或减量。

· 监测疾病进展：及时发现相关症状体征变化，采取有效措施延缓心衰的进展和恶化。

· 监测药物的副作用：治疗心衰的利尿剂会导致尿酸升高，电解质紊乱等，他汀类药物会导致肝功能损害，螺内酯会导致男性乳房发育，高钾血症等，都需要定期就诊进行分析。

▶ 建议随访时间

· 每1～2个月进行常规随访，了解症状体征变化情况，调整药物剂量。

· 每3～6个月进行重点随访，进行pro-BNP、电解质、肾功能，必要时心超胸片等检查，对心功能状态进行系统评估。

· 根据病情需要随时增加随访频率。

三、常见问题

① 出院后要吃多长时间药？

心衰作为一种慢性疾病需要长期管理。药物治疗作为重要的一环也是需要长期使用。心衰的药物不同于治疗感冒、肺炎等感染性疾病的抗生素，可以治愈后就停药。一般而言，慢性心衰患者，需要在医生的指导下长期服药。但是药物的类型、剂量会随着病情变化有所调整，因此，即使是病情稳定的慢性心衰患者，依旧需要定期复诊，必须在具有专科医生指导下长期用药，切不可自行停药或者改变药物类型或者剂量。并且有所变化的患者，更需要及时就诊，让医生重新评估，调整治疗方案。

② 还有其他疾病需要吃药，这么多药一起吃行不行呀？

临床上，许多心衰患者往往合并糖尿病、高血压、冠心病、肾脏疾病等多种疾病，常需要服用多种药物。大部分情况下，这些药物都可以按医嘱一起服用。要知道，每一种药上市前都会进行药物试验，其中很重要的一环就是和其他药物使用的安全性以及相互作用。细心的患者可以发现，一般而言，每盒药物都会附带地写着密密麻麻的实验数据的说明书，与其他药物的相互作用的评估也在其中。但是，个别药物同时服用会产生一些影响。比如华法林，在房颤、肺栓塞常用的一种抗凝药物，它与许多食物和药物都有相互作用，可能使本已稳定的INR（一种用来评估华法

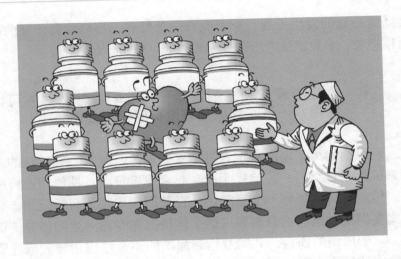

林效果的凝血实验室指标，范围2～3之间，太高太低都不行）出现波动，需要再次调整剂量。因此，就诊过程中患者可以将目前服用的药物整理出来告知医生，让专业的医生判断有无影响，在医生的指导下可以放心地一起使用。

③ 没有高血压，为什么要吃降压药？

很多心衰的朋友会问："医生，我没有高血压，你为什么要给我开降压药？"事实上，我们前面总论部分提到的能够改善心衰患者预后的几类药物（β受体阻滞剂，ACEI/ARB类药物，醛固酮受体拮抗剂）确实都属于降压药物，但是对于心衰患者来说，他们的使用主要是取其改善心功能改善预后的作用，不管有无高血压，只要患者能够耐受（血压不能太低，一般需＞90/60 mmHg）并且不存在其他禁忌证，都应遵医嘱长期使用。

④ 心衰患者的血压需要控制在什么水平？

高血压是心力衰竭的主要危险因素，有效的降压能够减少或者延缓心衰的发生发展。对于现有或曾经有心衰症状和体征的高血压患者，多数建议降压靶目标为＜ 130/80 mmHg。

5　治疗心衰的利尿剂需要一直吃吗？什么时候可以停用？一直吃利尿剂有没有问题，会伤肾吗？

利尿剂作为帮助心衰患者排出多余液体，改善心衰症状的药物来说是很重要的一种治疗手段。心衰患者可以长期使用改善症状。但是，具体到每一个患者，是否长期使用还是间断使用，是否需要调整种类和剂量需要根据个体情况在专科医生的指导下调整。对于所谓的伤肾，其实是指利尿剂的不合理应用导致灌注肾脏的血流过少，引起肾功能损伤。当身体容量负荷很重（就是多余的水分太多了），这种情况下患者往往有胸闷、气喘、走不动路、脚肿等心衰症状，合理应用利尿剂可以帮助排出身体多余的水分，改善症状，不会让灌注肾脏血流过少而损伤肾脏。相反，因为害怕所谓的"伤肾"因噎废食，拒绝使用必要的利尿剂会加重心衰、高血压等，反而会导致肾功能的恶化。

综上所述，利尿剂在了解病情的专业医生的指导下可以放心使用。即使是长期使用，只要遵医嘱，定期复诊，且有一定的自我疾病管理意识也不必太担心。

6　地高辛能长期吃吗？

地高辛是用于心衰、快房颤等疾病治疗的一种正性肌力药物。如病情需要，是需要长期使用以改善心功能。使用地高辛的患者每天需要监测血压、心率。当心率过慢（＜ 55 次 / 分），请慎用，并且尽快就诊以明确是否需要调整用药。此外，如前所述，地高辛过量会导致中毒，需要引起注意，对于肾功能不全或者高龄患者，更要加强监测，定期测肾功能和地高辛浓度预防地高辛中毒。能做到上几点，可以在专业医生的指导下根据病情需要长期使用。

⑦ 出院后我想吃点中药补补，有用吗？

许多人认为中药天然安全无副作用，对其青睐有加。一般而言，我们不推荐心衰患者盲目使用中药"补补"。因为中药中有很多不确定的成分，可能会影响一些正在服用药物的药代动力学，影响药物作用。此外，也可能影响肝功能。每年病房里都能见到许多使用中药导致肝损的患者。对于需要服用多种药物的心衰患者，许多药物都要经过肝代谢，这种潜在的风险可能带来严重的后果。

⑧ 治疗心衰的药物可以少吃点吗？症状好转后可以减药、停药吗？

答案都是不可以。心衰患者的用药方案需要患者与专业医生讨论决定。如果要调整，一定要与了解病情的医生沟通，听取专业医生的意见。慢性心衰的治疗是长期的，因为觉得症状好转或者嫌药物太多自行减药、停药是相当不安全的。如上所述，一些药物是改善症状的，随意停药减药可能导致症状的反复，使得原本稳定的心衰症状恶化，导致严重后果；另一些药物是改善预后的，停药减药可能导致预后变差，缩短预期的生存时间。

⑨ 为什么要做体重监测？具体怎么做呢？

体重监测是慢性心衰患者自我管理的重要内容，心衰会导致身体内的水钠潴留，反过来，水钠潴留又会促进心衰症状的加重，而体重监测是检查体液潴留情况的重要手段，能够帮助心衰患者

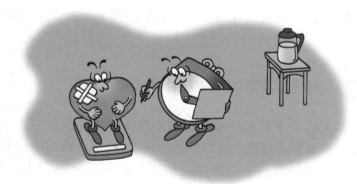

及时发现病情恶化征兆、自我调整利尿剂等治疗药物剂量。

具体方法就是家庭自备一台计量准确的体重仪，坚持每天测体重，尽量测早晨排便后以及饭前的空腹体重，记录并维持体重的基本平衡。同时应该记录每天的出入液量，如果发现短期内体重有明显增加，需要警惕水钠潴留的可能，需要严格控制入液量（除了饮水，还包括牛奶、饮料、汤等所有摄入液体），同时可遵医嘱适当调整利尿剂的用量。

10 心衰患者可以喝酒、喝茶、喝咖啡吗？

酒精具有心脏毒性，过多摄入（≥14杯/周，1杯＝14克酒精）可导致心力衰竭发生；但是有研究显示早期适度的酒精摄入（7杯/周）可能可以降低心衰的风险。葡萄酒富含抗氧化剂，有保护心血管、延缓老化等作用，因此对于不存在其他饮酒禁忌证的慢性心衰患者适度饮酒或许是个不错的选择。

心力衰竭患者可以喝茶，茶叶中的茶多酚等天然物质对心血管有一定保护作用。但是心衰患者喝茶需要遵循一定的原则：早——喝茶一般早上比较好，茶叶中的咖啡碱有很强的兴奋作用，午后或者晚上喝茶容易影响睡眠；少——茶水不能喝得太多，心衰患者大多数都需控制入液量，大量喝茶会增加心脏负担，容易引起心衰加重。

有研究显示适量（1～2杯/天）饮用咖啡可以降低心衰风险，过量饮用咖啡（超过5杯/天）则增加心衰危险；咖啡降低心衰的机理目前尚不明确，有人认为与咖啡可以降低高血压的发病率有关。因此心衰患者可以喝咖啡，把握适度至关重要。

11 心衰患者可以进行夫妻生活吗？

确实很多慢性心衰的男性患者会出现勃起功能障碍，对这方面的治疗要综合考虑心血管疾病的总体治疗、缓解焦虑抑郁情绪和并发症的治疗。一些抗心衰药物，比如噻嗪类利尿剂、安体舒通、β受体阻滞剂可能会加重这种功能障碍。西地那非被认为可以改善心衰患者的勃起功能，但如果患者在服用硝酸酯类药物，需慎重考虑使用，这两类药物有相互作用。

在心功能稳定的情况下进行夫妻生活，并没有特殊的潜在风险。

12 心衰患者出院后什么时候复诊？

出院以后的定期门诊随访、复查血生化检查对于心衰患者的综合管理益处颇多，医生可以根据患者临床表现来调整药物剂量，给予生活指导，最优化的管理心衰。新发心衰患者和在心衰不稳定期间（出现明显与前不同的气急、乏力）需要增加门诊就诊次数，调整药物类型和剂量；长期稳定的患者在保证自我监控和合理用药的情况下，可延长门诊随访时间。

13 心衰患者出院后要自己监测些什么？

心衰患者在院期间稳定后，在院外一定要按时服用药物，并监测自己的体重变化、活动耐量的改变，监测自己的血压、心律变化，以及每6～12个月至门诊随访自己的肝肾功能、NT-proBNP的变化情况，必要时可以结合心超的结果来指导药物剂型和剂量的调整。

14 能简单说说心超结果怎么看吗？

心脏超声包括了左心结构和功能改变，右心结构和功能改变，普通心超对左心的检查比较全面，我们可以通过心超的检查发现左心房的大小，左心室的心室厚度改变、心室大小，最重要的是可以发现左心室的收缩功能，我们称之为左心室射血分数，一般来说55%以上是正常的左心室射血分数，小于55%就被称为左心室收缩功能减退，有轻度、中度、重度减退。

15 怎么能够从BNP来了解心衰病情吗？

在心衰不稳定期间NT-proBNP水平是升高的，在不同的年龄组中升高的意义值也不同，对越年轻的患者，该检查的绝对数值越严格。当心衰稳定期间，该数值降低到一定水平，表示这种心衰的预后情况相对较好；但若患者稳定期间，该数值也相对较高，那就要非常积极的治疗。

16 心衰患者需要在家里吸氧吗？

慢性心衰患者在夜间容易发生低氧血症。研究显示夜间给予鼻导管吸氧可以改善慢性心力衰竭患者的呼吸困难，显著提高其运动耐量和生活质量，特别是合并睡眠呼吸暂停的患者，可以提高心脏交感神经的活性，改善心功能。

轻中度慢性心力衰竭的患者可以进行家庭氧疗，改善其心力衰竭的症状和日常生活质量，防止心衰恶化。

17　心衰发作如何急救？

首先要让病人安静，减少恐惧躁动，有条件的马上吸氧，松开领子，取坐位，两下肢随床沿下垂，可用胶带轮流结扎四肢，每一肢体5分钟，然后松5分钟，以减轻心脏负担，可舌下含服硝酸甘油或二硝酸异山梨醇，降低患者肺循环静脉压，或口服利尿剂2片，并限制饮水量，同时拨打急救电话，立即送病人去医院救治。

18　病情稳定的心力衰竭患者可以旅游吗？需要准备哪些药物？

心力衰竭患者的稳定期可以和正常人一样去旅行，放松心情和身体对疾病的恢复和稳定有益。但是并不是每种旅行都适合心衰患者，要避免长途跋涉的疲劳之旅，要避免到酷热和极寒的地方去旅行，疲劳和极端的气候都可能诱发急性心衰的发作。需要准备的药物有治疗心衰的药物如β受体阻滞剂、ACEI类药物、醛固酮拮抗剂、利尿剂、硝酸酯类药物，预防感冒的药物等。

19　心力衰竭患者出院以后可以继续上班吗？

心力衰竭患者出院后能不能上班要看工作的性质，一般轻体力劳动及轻脑力劳动可以去做。如果是重体力劳动，或者经常需要加班的工作要尽量避免。剧烈活动和熬夜会诱发心衰的发作。

20　春夏季／秋冬季季节变换时心力衰竭患者有什么要注意的？

季节的变换导致气温的变换，空气湿度的变化，昼夜节律

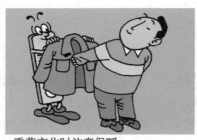

季节变化时注意保暖

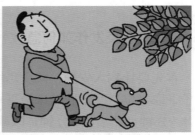

适当增加户外活动适应季节变化

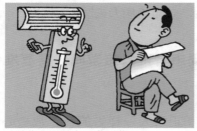

夏季空调温度不宜过低

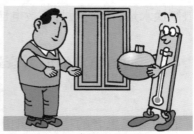

冬季开空调注意通风和加湿

的变化会容易发生上呼吸道感染，睡眠障碍，血压波动等变化均可能诱发急性心衰的发作，季节的变化是可以注意保暖，适当增加户外活动以适应季节的变化，另外要严格检测血压的变化。

21 夏季／冬季心力衰竭患者需要待在空调环境下还是少用空调？

夏季天气炎热，使用空调将室内温度调节到舒适的温度是需要的，过热的室温会导致患者出现出汗，烦躁，甚至胸闷气急。但气温不宜过低，一般以26～28℃为适当，根据每个人的耐受程度不同调节。

冬天的寒冷容易诱发血压波动及心绞痛，适当的使用空调调节气温是必需的，但长时间使用空调会导致空气干燥，可适当开窗通气或者使用加湿器使保持室内空气湿度。

22 心衰可以治愈吗？有机会逆转吗？会遗传吗？

心衰是各种心脏疾病最终的发展阶段，心脏的衰老是不可逆的，就像皮肤的衰老，骨骼的衰老一样，而且心脏的工作细胞是不可再生细胞，心肌细胞死亡后会被成纤维细胞分泌的胶原所代替，收缩能力下降，所以心衰是不可治愈的。严格适当的治疗是有机会让部分心衰患者逆转的，比如围生期心肌病患者出现的心衰，在急性期合理的治疗可以使得心脏缩小，射血分数提升，实现部分逆转。

关于心衰是否遗传，需要从心衰的病因进行分析。大部分心衰是因为后天的原因导致的，最常见的病因有冠心病、高血压、心律失常、甲亢等。这些因素导致的心衰，是不会直接遗传给下一代的。也有部分心衰是由于心肌病导致的，特发型心肌病患者有家族遗传倾向的，子女患心肌病的概率很高，患心衰的概率也是高于普通人。

附:心衰的居家护理和压疮防治

王大爷，68岁，因扩张型心肌病心衰加重住院治疗，住院期间医护人员再三嘱咐应严格限制液体入量，但患者依从性较差，尤其晚上，多次趁医务人员不注意，偷偷喝下大量水。后经护士劝阻及督促，经过利尿强心治疗，病情好转出院。但是，回家后，老毛病又犯了……，这不，您瞧……

护士小张接待:"王大爷，您出院没多久怎么这次又入院了，而且'胖'了这么多?"王大爷:"哎，你看我，这次全身水肿得厉害，出院时你们反复跟我说要少喝水，但我总觉得口渴，而且人家都说要多喝水对身体好，现在都肿成这样了，老伴担心我出事赶紧让我来医院看看。"

护士小张："还好您及时来医院，不然极有可能再次诱发心衰，严重的还会危及生命的。"

王大爷："啊？这么严重，这次，我一定要听从你们的话。"

心衰患者除了控制液体入量，出院后的居家生活中，还有哪些需要注意的呢……

① 心力衰竭患者出院后为什么要重视居家护理？

首先祝贺您康复出院，但是，同时也提醒您，对于心衰的患者，虽然用药物将心衰症状控制在一定程度，但是，不规律的服药和随访，不良的生活起居及饮食习惯，甚至一个小小的感冒都可能加重或诱发心衰。所以，出院后的居家护理非常重要，您可以联系居住所在地的专业医务人员上门提供专业指导，如果客观条件受限，也可以由您的照顾者提供您的日常生活照护，在本章节我们将为您提供专业的指导，包括心衰患者出院后的疾病预防、自我护理、运动饮食、生活起居等信息。

② 居家护理有哪些重点需要关注？

▶ 远离感冒

· 感冒和心脏没有必然的因果关系，不必小题大做？感染、过度劳累和激动、治疗不当乱用药、原发疾病加重等都是引发心衰的主要诱因。研究结果显示，我国心衰患者诱发心衰加重的因素中，感染是第一位，心力衰竭患者若发生呼吸道感染，非常容易使病情急剧恶化。因此，平时患者应避免受凉，气温变化，及时添加衣物。空气质量尚可的情况下，建议每日开窗通风。流感高峰季节，尽量避免外出，尤其是人流拥挤的场所。特殊情况外出，也要戴好口罩，回家后及时洗手，避免交叉感染。如果患者

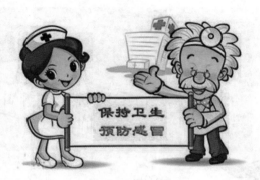

出现感冒发热、咳嗽、咳痰症状，要及时去医院治疗。由于心衰体质较弱，感染时症状不典型，体温不是很高，仅表现为食欲不振、倦怠等，一旦发现异常，也要警惕心衰的诱发。

▶ 适当休息，合理运动

· 心衰的患者不一定要躺在床上"静养"。心衰患者日常活动要适量，以不劳累为宜。有氧运动是慢性心衰患者运动康复的主要形式，也是心衰患者有效的二级预防措施，其可以提高心力储备，逆转心肌重构，调节神经内分泌激素水平及功能，从而改善患者的心肺功能，使患者心情舒畅，精力充沛，改善夜间睡眠质量。运动形式如走路、踏车、游泳、骑自行车、爬楼梯、打太极拳等。心衰患者可根据自己的身体情况，选择适合的运动。心力衰竭患者康复期的运动和活动应从最小开始，慢慢增加切忌过量。

一开始应在照护者或医护人员的陪同和监护下做些室内活动，能耐受后再移至室外，可适当地做一些四肢及关节的活动，且活动时间不宜长。心功能Ⅱ～Ⅲ级的患者，运动每周3～5次为宜，运动时间30分钟左右，运动前注意热身，切忌运动量过大，运动强度以达到峰值氧耗量的60%～70%为宜，当出现脉搏大于110次/分或小于50次/分，或比休息时加快约20次/分，有心慌、气急、胸痛或胸闷时，则提示运动过量了，应停止活动并休息。

心功能Ⅳ级或严重心衰的患者建议卧床休息。长期卧床者，可在照护者的协助下在床上进行翻身、抬腿、四肢关节等主动或

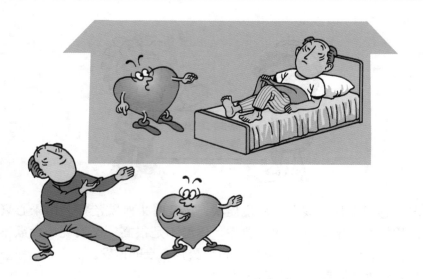

被动活动，每日3～4次，每次20～30分钟，防止肌肉萎缩、肢体功能丧失、深静脉血栓形成、肺炎等并发症的发生。

▶ 合理体位，增加舒适

· 卧床休息，啥体位最舒适？很多心衰的患者，都有这样的体会，晚上睡觉，二个枕头比一个舒服，坐起来比躺着舒服，白天睡觉比夜晚舒服，这是因为采取头高脚低位的体位，能增加肺容量，并减少心脏的回心血量，从而减轻胸闷、气促的感觉。病情严重的心衰患者，如发生夜间阵发性呼吸困难，可以采取半卧位或者坐位，必要的时候采取端坐位，并将双下肢下垂，从而进一步减轻心脏的负担。

▶ 饮食节制，营养均衡

· 心衰患者体质弱，一定要多吃营养丰富的食物，大补？心衰的患者肝脏和胃肠道都有淤血，食欲以及消化吸收能力都比较差，因此应采取定时定量少食多餐的方法，每日最好吃4～5餐，每餐吃七八分饱，以流质或半流质食物为宜。在不增加心脏负担的同时，应该多吃些营养丰富的食物，如瘦肉、鱼类、蛋类、乳类、豆类，以及新鲜蔬菜和瓜果，以补充富含各种必需氨基酸的优良蛋白质、维生素B族、C等。允许摄入的食物有粮食类大米、面粉、小米、玉米、高粱；豆类中各种豆类及其制品，如豆浆、豆腐等；禽、畜肉类中鸡肉、鸭肉（瘦）、猪肉（瘦）、牛肉；油脂类以植物油为主，动物油少用；水产类以淡水鱼及部分含钠低的海鱼为主；奶、蛋类中的牛奶（250毫升）、鸡蛋或鸭蛋（＜1个／日）；蔬菜和各种新鲜水果，除含钠量高者除外；饮料选择淡茶、淡咖啡。严格戒烟戒酒。

▶ 限制钠盐，控制饮水

· 心衰患者食欲差，咸鲜的口味更促进食欲？心衰的患者应适当控制每日盐的摄入量。根据晨起测量的体重值，计算出现水钠潴留的情况，将轻度水钠潴留患者食盐量控制在2～3克／天，中度患者在＜2克／天（世界卫生组织提倡每人每天食盐摄入量≤6克，注意：如患者出现疲软、精神差等低钠血症时，还是要通过口服或者静脉补盐）。平时还要减少下列含盐高的食品的摄入，如腌制熏制的食品、咸味快餐、含钠调味品、含盐饮料。选择食品时，要仔细阅读商品标签上的盐钠含量，注意选择低盐类型的食品（低盐食物是指每份含盐在140毫克以下的食物）。制作食物时，可以准备一个低盐饮食的食谱；也可以用香料、辣椒、醋、洋葱

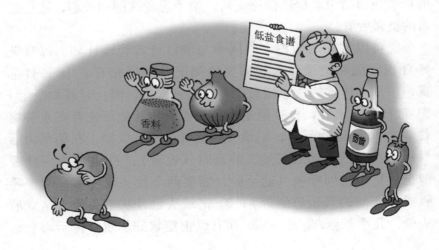

来代替盐调味；做饭中少放盐；多用煮、蒸等方式减少盐的摄入。

· 心衰病人尿量少，是不是水喝得太少呢？心衰会导致身体内的水钠潴留，即过多的水分存留在心脏。反过来，水钠潴留又会促进心衰症状的出现。严重心衰患者，液体摄入量限制在1.5～2.0升/天（注意：这个入量不仅仅是指饮水量，而是包括所有进到身体里的液量，如输入的液体，喝的牛奶、饮料、粥，吃的水果、米饭等）。控制液体入量有助于减轻症状和充血。控制饮水的方法有：找出喝水的杯子，做好记号；不口渴时，不要饮水；如果嘴干，可以尝试含一块冰、糖等；需要关注每天所吃的食物、水果中的含水量。腿水肿、心衰加重患者应保证每天的入量要比出量略少或平衡，患者和家人应学会记录每天出入量（出量：每日全部尿量，大便量，引流量，同时加入呼吸及皮肤蒸发量大约在600～800毫升）。还要坚持每天测体重，尽量测早晨排便后以及饭前的空腹体重，然后维持体重的基本平衡。

▶ 调整心态，自我监测

心力衰竭患者重要的是要调整好心态，控制好您的情绪，良好的心理状态是您治疗成功的开始，积极配合是治疗成功的关键。照护者应该给患者提供情感支持，给予患者理解和关心，这是患者的坚强后盾。

您可以和您的照护者共同参与制订自我管理计划，每日做好自我监测和记录。这些需要检测记录的指标有：① 每日称重，一周内体重的快速增长，提示心衰恶化，需及时通知医生；② 每日检查水肿，检查腿是否膨胀或身体其他部位存在水肿增长；③ 监测运动耐量，记录气短症状（没有气短、在稍用力后气短、在剧烈运动后气短、静息时气短等）；④ 监测夜间呼吸情况，记录夜间呼吸（能平卧、需要两个枕头或更多、端坐呼吸或被夜间的气短憋醒等）；⑤ 记录头晕（从不头晕、站立后头晕、几乎晕厥/晕厥）；⑥ 如有以上症状的加重，提示心衰恶化，需及时就诊。

▶ 规律服药，定时门诊

心力衰竭的患者应严格按医嘱用药，在服药期间，如果突然停止服药治疗，存在"反跳"风险，病情很可能恶化。可以使用列表、药盒等辅助提醒方式来帮助每日准时服药；不要自行随意改变药物剂量和种类；去门诊看病时带上记着自己所用药物清单；觉得有药物副作用影响的时候，请询问医生，不要自行突然停药；症状改变情况应及时反馈，由医生决定药物是否需要调整。

▶ **特别要注意的服药注意事项**

· 利尿剂：如呋塞米、托拉塞米或者布美他尼等，使用期间要注意补钾（富含钾的食物，如橘子、香蕉、苹果、鱼、肉、青菜等），监测电解质，看护者应每天记录出入量、测体重；服药时间尽量选择在早晨，如果下午服药，可能会导致夜尿频繁，影响患者休息。

· 血管紧张素转换酶抑制剂（AGEI）：如培哚普利、贝那普利等，这类药的不良反应是干咳，如果咳得很厉害就需要及时就医。还可能会导致低血压，所以患者要注意监测血压。若晨起感到头晕，最好在床边坐几分钟后再起床，头晕严重及时就医。

· β 受体阻滞剂：如美托洛尔和比索洛尔3种等，这类药可能会影响血压和心率，应注意监测，如果血压＜ 90/60 mmHg 或者心率＜ 55次/分，应该及时就医。

· 醛固酮受体拮抗剂：如螺内酯等，这类药可能会引起男性的乳腺增生，但这是可逆的，停药之后能够恢复。

· 洋地黄类：如地高辛，服药期间要注意监测心率，如果心率＜ 60次/min 或者心律从规整变为不齐或出现纳差、恶心、呕吐、心慌、黄绿视等要注意是不是地高辛中毒。

我们建议您每1～3个月进行1次门诊复查，每个月要复查电解质与肝肾功能，每3～6个月需要复查超声心动图、心电图，其他的检查应该根据患者的病情进一步确定。

▶ 心衰发作，如何急救

见本章常见问题17。

③ 心衰患者压疮如何防治？

▶ 心衰患者压疮形成的原因：心衰患者中，尤其是慢性心力衰竭心功能Ⅲ级或者Ⅳ级的患者，急性发作时，常常被迫采取半卧位或端坐位，因为与平卧位相比，患者的回心血量减少，降低心脏的前后负荷而改善心衰症状，同时又有利于膈肌下移而增加胸腔容量，有利于增加肺活量减轻呼吸困难。但这种形式的卧位，会使患者骶尾部皮肤长时间受压，受压后易发生皮肤及皮下组织缺血缺氧。另外，强迫体位（半卧位或端坐位时间超过4小时）、过度肥胖或水肿、极度消瘦、患者蛋白质低下或免疫力不足、大小便失禁等各种因素和理化刺激，都促使患者皮肤抵抗力下降，容易发生皮肤破损形成压疮。

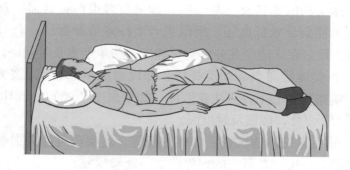

▶ 压疮的预防

· 更换体位，勤翻身。长期卧床的重症心衰患者居家时，照护者应协助患者翻身，避免局部皮肤长期受压，在病情允许的范围内，充分尊重患者的体位需求，适当采取右侧半卧位，一般建议每3～4小时翻身一次。如果条件受限，为适当延长两次翻身之间的间隔时间，也可使用家庭气垫床或者翻身床。翻身时注意减轻翻身的幅度，让患者端坐卧位与半卧位交替，可用软枕垫在后背，让患者借力侧卧，也可放置在两个膝关节处，防止膝关节骨隆突处发生压疮。

· 关注皮肤，勤换洗。照护者要关注心衰患者的皮肤清洁状况，对大小便失禁的患者，及时清理局部皮肤，肛周可涂保护皮肤的软膏。保证患者衣裤和床单清洁、干燥、无皱褶。勤剪指甲，避免搔抓皮肤引起破损。水肿患者则要避免穿紧身衣服，建议宽大、柔软棉织衣裤，病情允许时抬高双下肢以利于增加静脉回流，减轻水肿。

· 保护皮肤，勤观察。每次翻身前后均要对压疮好发部位的皮肤进行认真、细致的检查，及早发现压疮发生的征象。如受压部位的皮肤发红，说明已经长时间缺血缺氧，可能已经发生压疮Ⅰ期，这时可在受压部位涂一层油脂保护膜，以减轻局部受压部位皮肤的进一步缺氧，也可在专业人员的指导下应用一些减压的压疮保护贴，贴在患者容易受压的骨隆突出的部位，如尾骶部、肘部、枕部、足跟、踝部等部位（详见下图）。

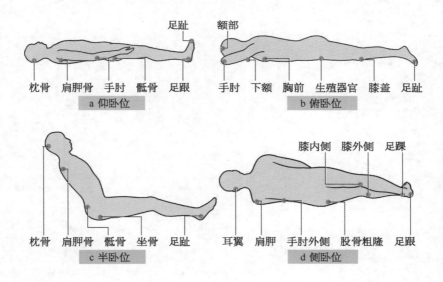

▶ **压疮的治疗**：如果已经发生皮肤破损，皮损比较表浅或面积比较小的，加强皮损处的皮肤护理，保持局部清洁干燥，可使用生理盐水清洁皮肤破损处，并在破损处用银离子喷雾剂，银离子具有抗菌消炎作用。如果皮损比较深或面积比较大，或破损的皮损处有脓液流出，可能提示继发感染，建议您及早请专家指导或入院治疗，如不早期采取积极的护理措施，压疮继发感染形成败血症甚至会危及生命。

第八章
心 肌 病

老张是一名出租车司机，39岁，平时喜欢和朋友们喝喝酒打打牌，身体一直挺好。已经是"奔四"的人，近些年来干体力活时，明显感觉比之前喘一些，也没太在意，还曾自嘲岁月不饶人。但某天刚到家楼下，老张突然两眼一黑，失去意识晕了过去，幸好邻居发现，赶忙送去了医院。

到医院的时候老张已经清醒过来，急诊立刻查了生命体征、血常规、肝肾功能等，发现除血压偏高外，其余均正常。心电图显示"偶发早搏，V1～V6导联T波倒置"；心超显示"左室肥厚，室间隔肥厚，SAM征阳性"。老张不懂，拿着报告单找医生，医生告诉他综合检查的结果，确诊为"肥厚型心肌病"。

虽然老张知道自己的父亲也是患有此病，但自己身体一直很健康，还是很不解这突如其来的消息。医生告诉他，心肌病多呈缓慢性进展，有很多类型，其中肥厚型心肌病的遗传风险较高，若能及早意识到，应该早些时候来医院排查的。

医生判断老张心脏的增厚已导致左室流出道梗阻，故建议他进行PTSMA（经皮腔内间隔心肌化学消融）术，老张在和家人商量后同意了医生的安排。手术很顺利，到现在为止已经随访7个月，老张活动后气喘的症状明显得到改善，也未再发晕厥。

一、基础知识

1 什么是心肌病？

提到心肌病，我们先要大概了解心脏的组成和功能。我们可以把心脏看作一个由肌肉组成的空腔器官，它主要由心肌细胞组成，各种原因导致（除其他心血管病所引起）的心肌本身发生的病变，我们称为心肌病。

从形态上，壁薄腔大称为"扩张"，为扩张型心肌病；壁厚腔小称为"肥厚"，为肥厚型心肌病；室壁僵硬称为"限制"，称之为限制型心肌病。

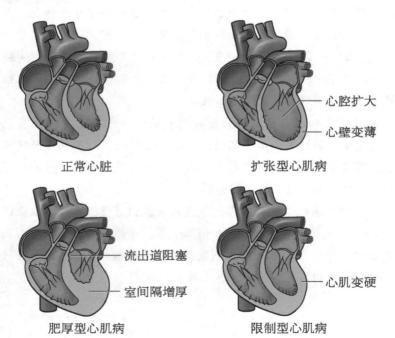

正常心脏

扩张型心肌病
　心腔扩大
　心壁变薄

肥厚型心肌病
　流出道阻塞
　室间隔增厚

限制型心肌病
　心肌变硬

从功能上，它可使心脏"导电"和"跳跃"等能力出现异常，前期心脏本身尚可通过自身调节来"抵抗"，后期"寡不敌众"，则会出现心律不齐、心衰甚至猝死等并发症。局限于心肌的，我们称为原发性心肌病，如扩张型心肌病、肥厚型心肌病、限制型心肌病等；若是由全身系统疾病（如糖尿病、甲状腺功能减退、系统性红斑狼疮等）所引起，我们称为继发性心肌病。

② 心肌病有哪些危险因素？

引起心肌病的原因有很多，一些类型具有明确的遗传倾向，如肥厚型心肌病、心律失常型心肌病等；一些则多因后天因素如病毒感染、免疫功能异常、代谢障碍等所获得，如炎症性心肌病、应激性心肌病、糖尿病性心肌病等；另外一些则兼而有之，如扩张型心肌病、限制型心肌病。不良生活方式亦可成为心肌病的危险因素，酒精性心肌病即与长期酗酒密切相关，多发生于30～55岁的男性，通常有10年以上过度饮酒史。

③ 如何早期发现心肌病？

我们了解了什么是心肌病以及它的危险因素，那么我们是否可以通过一些方法早发现、早治疗呢？

首先我们要了解哪些情况可能提示心肌病的存在。但需要注意的是心肌病起病多缓慢，早期可能无明显症状；症状随病情发展而逐渐显现，各类型有其不同的表现，且不具备特异性，也就是说并非心肌病所特有的。但若存在下述症状，也应及时就医，通过相应的检查排除其他疾病。

· 由于心排血量降低，患者多感乏力、头晕甚至晕厥，正如上述老张的例子。

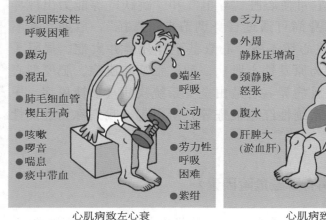

心肌病致左心衰　　　　　　　　　心肌病致右心衰

- 血泵不出而滞留于肺，则会出现呼吸困难。
- 心律失常的病人常会感到心悸。
- 心肌肥厚致使血液供不应求，可能会出现心绞痛。
- 严重影响泵血能力时则会出现心力衰竭，表现为气急、水肿、咳嗽、咯血等。

其次，我们已经了解到，心肌病有一定的遗传倾向，特别是肥厚型心肌病，具有极强的遗传背景。所以，家里如果有亲人患有肥厚型心肌病，请及早到医院筛查并定期随访，以便早期发现。具体的标准如下：

- 确诊为肥厚型心肌病的患者均需评估家族遗传基因。
- 一级亲属（父母、子女以及兄弟姐妹）必须进行临床评估。
- 对于筛查出基因有异常（阳性）但没有症状的家属，需定期进行心电图、超声心动图及临床评估，时间根据年龄及临床状态改变，一般儿童1～1.5年，成人5年。

④ 如何诊断心肌病？

不同类型的心肌病有不同的诊断标准，医生在询问症状和病史后，会进行一系列身体检查如叩诊、听诊，随后可能会通过血液指标检测（检查体内是否存在病因）、影像学检查（图像会反映出病变情况）、必要时组织活检（取出一小块心肌组织做成病理切片观察）来评价心肌功能，诊断心肌病。具体检查项目和方法可能包括以下几点。

▶ 血液指标检测：包括血清电解质、肾功能、甲状腺功能、自身抗体检查等。

▶ 心电图检查；超声心动图检查；X线胸片检查；心脏CT扫描；心血管磁共振检查。

▶ 心导管检查：从腿或手臂处的血管插入导管，伸入心室或主动脉，测定心室和动脉压力；还可以注入造影剂，显示出冠脉和心脏的情况。

▶ 放射性核素心肌显像检查：这是一种放射性检查，医生会将少量放射性核素注入静脉，显示出心肌缺血的图像。

▶ 心内膜心肌活检：医生会在患者颈部或大腿处血管插入导管，将活检钳伸进心室病变部位，取出心内膜下一小块组织来进行检查。

▶ 基因检测或筛查。

⑤ 心肌病有哪些严重的后果？

心肌病所带来的影响绝不仅仅是结构及形态的改变，更重要的是由结构改变所导致一系列心脏功能上发生变化，引起一系列较为严重的后果。最常见的并发症有：

▶ 心律失常：结构的改变影响心脏传导系统。

▶ 继发性瓣膜病：心肌病可导致心脏增大，使不同心腔间的"阀门"不能正常关闭，引起血液反流。

▶ 心力衰竭：心脏泵血功能严重损害。

▶ 血栓栓塞：若发生血栓栓塞则可导致脑卒中，多发生于心肌纤维化及收缩力下降、合并心房颤动、久卧不动或用利尿药的患者中。

► 感染性心内膜炎：多发生于肥厚型心肌病患，应预防性应用抗生素。

► 猝死：猝死是其致命性并发症，多见于肥厚型心肌病，室性心动过速导致的心室颤动最为常见，但严重的心动过缓也是不容忽视的因素。

⑥ 心肌病有哪些治疗方法？

心肌病很难根治，一般以改善症状、防止病情恶化、降低并发症风险、提高生活质量为主要目的。治疗方式通常包括药物、外科手术或介入（微创）治疗。

► 药物治疗：治疗心肌病、降低并发症风险，我们首先要做的就是改善心功能、控制心衰。这类药物主要有ACEI/ARB类，如卡托普利、培哚普利等；β受体阻滞剂是肥厚型心肌病的一线治疗药物，包括美托洛尔、卡维地洛等。除此之外，利尿剂与强心类药物也会根据病人的不同情况酌情使用。其次，关键是防止血栓形成，一般来讲，在无禁忌证的情况下，心肌病的病人应用阿司匹林预防血栓，已有血栓的需长期进行抗凝。

控制心律失常也是治疗心肌病的重要环节，特别是室性心律失常，药物无效时，如条件合适，可接受植入型心律转复除颤器（ICD）治疗。另外，辅酶Q10或曲美他嗪改善心肌代谢。因持续病毒感染或自身免疫功能异常导致的心肌病症状，可使用抗病毒和免疫调节药物对因治疗。

► 外科治疗：医生可能会采用外科手术的方式来改善心肌不能正常工作的问题。特别是针对肥厚型心肌病，经全面评估后，对药物治疗无效、症状严重的肥厚型梗阻性心肌病患者，在没有禁忌证的情况下可进行手术治疗：将肥厚的心肌切除，并将相对

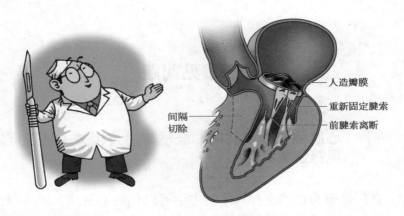

间隔
切除

人造瓣膜

重新固定腱索

前腱索离断

异常的心腔间的"阀门"用人造机械装置取代。

虽在国际标准指南中尚未成为一线治疗方法，但近些年来"手术切除肥厚心肌＋二尖瓣（阀门）置换术"在临床实践中确实取得了非常好的效果，有望不久成为主流术式，为肥厚型心肌病患者带来福音。

▶ 介入治疗

· 化学消融：主要指针对肥厚型心肌病的"酒精间隔消融术"，即将酒精注入特定血管内，利用酒精来使过度肥厚的心肌坏死。这种方法往往针对具备手术切除需求，但却存在手术禁忌证的患者。

· 心脏起搏治疗——ICD：ICD 的全称是植入型心律转复除颤器，本质上是一台植入人体的微型除颤器。除颤器能够通过瞬间释放大量电能贯穿心脏，从而终止各种恶性心律失常，是医生抢救病人的得力武器。但一般的除颤器就是电视剧中医生拿在手里的，像大印章一样通过电击抢救病人的仪器，不仅需要专业人员操作，而且院外发生恶性心律失常时，时间往往来不及。因此，如果有能安装在高危病人的迷你除颤器，根据需要放电终止心律失常，将会大大降低病人的猝死风险，这就是 ICD。

▶ 干细胞移植和基因治疗：目前处于研究探索阶段。

除此之外，良好的生活方式也有助于心脏的健康。

二、常见问题

① **心肌病可以预防吗？既然与遗传相关，是否可以早筛查早发现？**

直到目前为止，没有具体的方法可以预防心肌病，但可以采取一些积极行动，尽量保持心脏健康：生活中应注意讲卫生，防止出现呼吸道或肠道病菌感染；如果需要使用化疗药，请定期检查心肌功能。此外，保持健康的生活方式，也是预防的一项必修课。

上面已经讲到，因某些类型心肌病具有很强的遗传背景，故如果家里有亲人患有心肌病，请及早到医院筛查：如果有一名或以上直系亲属，60岁之前曾发生过心脏性猝死或原因不明的心力衰竭，那么本人应接受心肌病的基因筛查。需要说明的是，单次筛查结果正常，并不能代表以后就不会发病，通常每3～5年筛查一次。如果直系亲属患有肥厚型心肌病，需按照"早期发现"中所讲述的定期随访：一般儿童1～1.5年，成人5年。

② **心肌病可以根治吗？手术效果怎么样？**

目前除少部分继发性心肌病可对因治疗外，缺乏有效的治疗方法。临床以控制心衰和心律失常，缓解心肌免疫损伤，提高生存率和生存质量为目标，只能延缓不能根治。

但就像"外科治疗"中提到的，对于肥厚型心肌病的外科术式已取得了很大的进展，通过手术切除肥厚心肌和瓣膜置换，从根本上解决了心脏肥厚所带来的"阀门阻塞"等一系列问题，若治疗效果好，几乎可以达到根治的效果。

③ 心肌病病人出院后，在生活中应注意哪些问题？

► 饮食结构

· 低盐饮食：心肌病患者常伴有充血性心力衰竭和各种心律失常，因此，心肌病患者的饮食应保证低盐饮食，避免食用腌制品或其他含盐量高的食物。限制钠盐摄入量，注意钠、钾平衡，有利于防止心律失常和心力衰竭的发生。

· 低热量饮食，控制体重，减轻心脏负荷。

· 优质蛋白质：饮食应选择易消化，富含必需氨基酸的优质蛋白质食物，保证心脏供给。

· 避免过冷、过热和刺激性食物，不饮浓茶、咖啡等。

· 多食新鲜的蔬菜和水果，膳食应平衡。

► 避免劳累：心肌病病人应在医生的指导下进行与心功能相匹配的适量运动，切勿过度劳累，以免诱发心衰急性发作。出现心力衰竭表现后应注意休息。

► 戒烟忌酒：不良的生活习惯也是心肌病的重要危险因素。

► 预防感染：出现心衰后应预防感染，尤其是呼吸道感染，感染是心衰的主要诱因之一。

► 监测体重：心衰病人应每天称量体重，以及时发现液体潴留。

► 定期随访。

④ 什么情况需要到医院就诊？

心肌病病人应具备识别病情恶化及并发症信号的能力，若具有上述一项或几项发病危险因素，或出现严重的呼吸困难、头晕眼花，或者持续的胸痛时，应立即拨打120急救电话或立刻前往医院心内科就诊；如果已确诊为心肌病，出现某些症状加重或特殊情况，应尽快就医。另外，心肌病病人及其家属应按照上述标准定期进行随访。

⑤ 长期服用药物，应了解哪些药物副作用？

心肌病的患者往往需要长期服用药物，那么如此一来是否会带来较大的药物副作用，我们又该如何防范呢？

▶ 利尿剂：利尿剂在控制心衰症状过程中起重要作用，最常见的副作用是其带来的水与电解质平衡紊乱：如低血容量、低血钾、低血钠、低血镁等，多在过度利尿时发生。低血钾最常见，主要表现为恶心、呕吐、腹胀、乏力及心律失常，如出现上述症状应及时就诊，在医生指导下调整用药，及时补充电解质。低血容量时可发生直立性低血压甚至休克。

▶ ACEI/ARB类药物：ACEI就是普利类药物，如福辛普利；ARB就是沙坦类药物，如坎地沙坦酯，能缓解心衰症状，降低死亡率。一般从小剂量开始逐渐加量至目标剂量或最大耐受剂量。曾服用ACEI/ARB出现血管性水肿导致喉头水肿、肾衰竭的病人及妊娠妇女绝对禁用。另外，部分患者服用ACEI会出现干咳，此时可换用ARB类药物。

▶ β受体阻滞剂：β受体阻滞剂常用的主要有美托洛尔、比索洛尔和卡维地洛，能明显降低死亡率和再住院率。一般从小剂量开始逐渐加量至目标剂量或最大耐受剂量。应注意的常见不良反应如下：

· 低血压（一般首次使用或加量后的24～48小时出现），所以这段时间应注意检测血压。

· 液体潴留，3天内体重增加＞2千克应引起注意。

· 心衰症状加重。

· 心动过缓，心率＜55次/分或出现眩晕症状。

出现这些不良反应应尽快求助于专科医生，在医生指导下调整药物剂量或减量停药等，切勿盲目自行突然停药。

6　心肌病病人需要放支架吗？

合并冠心病的心肌病患者，冠脉造影证实有高度狭窄时，可考虑行冠脉支架植入治疗。如果单纯心肌病，无冠心病，则不需要放支架。

7　心肌病病人猝死的风险有多高？ 如何降低风险？

上面已经提到，猝死是心肌病最严重的并发症，最常发生在肥厚型心肌病患者当中。目前已有模拟评价猝死风险的计算工具，即HCM Risk-SCD方程。要素包括评估时年龄、有无晕厥、最大室壁厚度等，计算所得的猝死风险及预期寿命。ICD的植入也应基于此结果。

预防猝死主要是控制室性心律失常的诱发因素：包括纠正心衰，纠正低钾低镁，选用β受体阻滞剂和ACEI/ARB类药物，减少洋地黄和利尿剂的副作用，选用合适的抗心律失常药物，如胺碘酮。目前ICD是防止、终止致命性心律失常导致猝死最为有效的手段。

第九章
肺动脉高压

　　小苏28岁，是某化妆品专柜售货员，两年前结婚，婚后生活和和美美，但自1个月前起，小苏开始在柜台工作站了一天后，觉得有些疲劳，有点呼吸困难，走上一段路就更明显了，但稍微歇一下就好。小苏也没当一回事，继续上班。这一周来呼吸更加不顺畅了，走几步就得停下歇歇，胃口也差了很多，周围的同事也察觉小苏不太对劲，嘴唇也有点发青，就建议小苏去医院查查。医生问了病情，仔细查体以后发现小苏嘴唇发绀，心脏有杂音，腿也有些肿，就建议小苏先查一下心脏彩超。彩超结果不太好，肺动脉高压，肺动脉压60 mmHg，医生建议小苏住院进一步化验和右心导管检查。经过住院的一系列检查，医生诊断小苏"特发性肺动脉高压"。

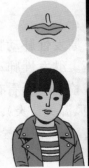
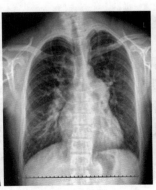
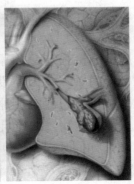

1 什么是特发性肺动脉高压，哪些表现应该考虑这个病？

总体来说，肺动脉高压在人群中的发病率比较低。特发性肺动脉高压就是不知道什么原因使肺的小血管变坏了，阻力大，肺血流不通畅，肺动脉压力增高。诊断标准为：在海平面静息状态下，成年人经右心导管测定平均肺动脉压（mPAP）≥ 25 mmHg，或运动时 > 30 mmHg，肺血管阻力（PVR） > 3 Wood单位，心脏超声检查发现肺动脉压 > 40 mmHg。

特发性肺动脉高压发病年龄较早，大约3/4的患者集中于20 ~ 40岁发病，甚至有15%的人在20岁以下发病。常见症状包括呼吸短促、易疲劳、晕厥、胸痛以及腿部和踝部水肿等，其中以不明原因的乏力、气短、水肿最常见，患者嘴唇青紫，也称"蓝嘴唇"，心脏听诊时部分患者有杂音。在临床上，通常采用超声心动图评估是否患有肺动脉高压，但如要确诊，需行右心导管检查。

特发性肺动脉高压一般病情会比较严重，需要及时治疗。为了延长患者的生存期和整体生存质量，早期诊断、早期治疗是关键，早期诊断和及时治疗有助于改善肺动脉高压患者的预后，可以有效地延长患者的生存率。

2 什么原因导致肺动脉高压？

肺动脉高血压分为原发性、继发性两大类。原发性肺动脉高压是截至目前，病因还没有搞清楚的肺动脉高压。继发性肺动脉高压是一部分已经查明原因的病人，应该进一步检查，看看有没有先天性心脏病、结缔组织病（如红斑狼疮、类风湿关节炎）、肺部疾病（如间质性肺病）、门脉高压（如肝硬化）、慢性肺栓塞、HIV感染等相关疾病，具体如下。

► **肺动脉高压**
· 特发性肺动脉高压（原因不明）
· 家族性肺动脉高压（遗传导致）
· 继发性因素所致

> 胶原性疾病（结缔组织疾病）
> 分流性先天性心内畸形（先天性心脏病）
> 门静脉高压（肝脏疾病、血吸虫病等）
> 艾滋病毒感染
> 药物/毒性物质

► **左心疾病相关性肺循环高压（心脏病导致）**
► **与呼吸系统疾病或缺氧相关肺循环高压**
· 老年慢性支气管炎
· 肺间质性肺病
· 睡眠呼吸障碍综合征
· 慢性高原病
► **慢性血栓/栓塞性肺循环高压（下肢或深部静脉慢性血栓导致）**
► **混合性肺循环高压（多种问题导致）**

③ **肺动脉高压常用的治疗药物有哪些？**

可以采用钙离子拮抗剂、硝酸盐类药物治疗肺动脉高压，但往往效果不佳，目前常用肺动脉高压靶向药物治疗，具体药物及用法见表9-1。

表9-1 常用肺动脉高压靶向治疗药物及用法

PAH靶向药物	用 法	主要不良反应
前列环素类		
依洛前列素（万他维）	10～20微克/次，吸入，6～9次/天	头痛、脸红、低血压

（续表）

PAH靶向药物	用　　法	主要不良反应
贝前列素（德纳）	20～40微克/次，每天3～4次，口服	头痛、脸红
曲前列尼尔（瑞莫杜林）	1.25 ng/kg/min起始，静脉注射，sc	输注部位疼痛，头痛，腹泻
内皮素受体拮抗剂		
波生坦（全可利）	62.5～125毫克，每天2次	肝功异常、头痛、水肿
安立生坦（凡瑞克）	5～10毫克，每天1次	水肿
5型－磷酸二酯酶抑制剂*		
西地那非（万艾可）	20～25毫克，每天3次	头痛、脸红、月经紊乱
伐地那非（艾力达）	5毫克，每天2次	头痛、脸红、肌肉酸痛
他达那非（希爱力）	5～40毫克，每天1次	头痛、脸红、肌肉酸痛

*5型－磷酸二酯酶抑制剂在中国尚未获得PAH的适应证，但在临床广泛使用。

④　肺动脉高压患者如何进行体力活动？

目前研究尚不清楚体力活动能否延缓肺动脉高压的发展。一般建议患者体力活动强度应该以不出现呼吸困难、晕厥和胸痛的症状为宜，而且应避免在餐后、气温过高及过低的情况下进行活动。根据自身的体力活动能力安排日常活动，这样可以提高生活质量，减少症状发生。

⑤　肺动脉高压患者为何要积极预防呼吸道感染？如何预防？

肺动脉高压患者容易发生肺部感染，一旦感染就会加重肺动

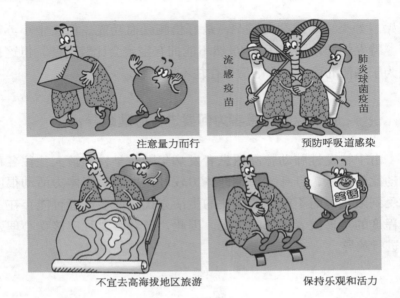

注意量力而行　　　　　　　预防呼吸道感染

流感疫苗　　　肺炎球菌疫苗

不宜去高海拔地区旅游　　　　保持乐观和活力

脉高压，因此应及早诊断、积极治疗。建议每年接种流感和肺炎球菌疫苗，以减少感染机会。

6　肺动脉高压患者是否可以旅行？

一般体力能耐受的旅行是可以的。但要注意出行地的海拔高度，因为高海拔地区氧气比较稀薄，低氧会加重肺动脉高压患者肺血管收缩，引起症状恶化甚至猝死。因此，应避免到海拔 1 500～2 000米以上的低压性低氧区，如果乘坐商业飞机，建议患者乘坐时吸氧。

7　肺动脉高压患者能怀孕生宝宝吗？

虽然有肺动脉高压患者成功怀孕、分娩的案例，但毕竟怀孕和分娩风险太大，会使患者病情恶化，甚至导致死亡。因此推荐育龄期妇女都应采取适宜的方法避孕，一旦怀孕，建议及时终止妊娠。如果采用避孕药避孕，最好检测凝血功能。像文中小苏得了"特发性肺动脉高压"，虽然不能拥有宝宝会比较遗憾，但这也是为了病情的稳定，否则后果往往不堪设想。

8 肺动脉高压患者为何要进行心理疏导？

由于特发性肺动脉高压患者发病年龄较早，同龄人往往各种活动比较活跃，自身病前也许体力较好，生病后因体力活动很明显受到限制，而不能继续以往的生活方式，许多患者可能存在不同程度的焦虑或者抑郁的情况。因此，患者必要时应接受心理咨询进行疏导。

第十章
心脏瓣膜疾病

1　心脏瓣膜有几个，有什么作用？

　　心脏有四个瓣膜，左、右心各有2个。其中左心室有2个口，进口二尖瓣，出口主动脉瓣；右心室也有2个口，进口是三尖瓣，出口是肺动脉瓣。瓣膜的作用是通过其开关功能，保证血液向一个方向流动，并且把心脏一跳一跳断续的血流变成持续地流动。其工作过程大致如此，当舒张期血液流入心脏时，三尖瓣、二尖瓣打开，肺动脉瓣、主动脉瓣关闭，保证血流从静脉及肺部回流到心脏，等待排出；当收缩期心脏射血时，三尖瓣、二尖瓣关闭，肺动脉瓣、主动脉瓣开放，保证血液输入肺部及全身动脉和组织。

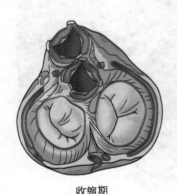
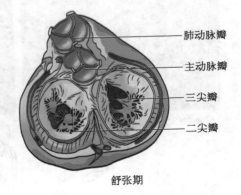

肺动脉瓣
主动脉瓣
三尖瓣
二尖瓣

收缩期　　　　　　　　　　　　　　舒张期

② 什么是心脏瓣膜病？有哪些种类？

通常瓣膜装置包括瓣环、瓣叶以及瓣叶附着的腱索，就像门框、大门、门锁一样，任何一个环节的问题都可能造成大门开关出现问题。同理，如果瓣环扩大了，就会出现瓣膜关闭不全；瓣叶穿孔、破裂、钙化、发炎黏连等问题就会造成关闭不全、狭窄、不能完全开放等问题；如果是腱索断裂或者松弛延长，也会发生关闭不全等问题，影响瓣膜功能。所以，所有瓣膜装置发生的问题都可以导致瓣膜疾病，最常见的是二尖瓣狭窄、二尖瓣关闭不全、主动脉瓣狭窄、主动脉瓣关闭不全，当然也可能几个瓣膜同时发病，称为联合瓣膜病变。三尖瓣关闭不全、肺动脉瓣狭窄也经常见到，其他问题少见。

③ 年轻人及老年人常见的心脏瓣膜病有哪些？

年轻人最常见的瓣膜疾病是风湿热导致的风湿性二尖瓣狭窄、

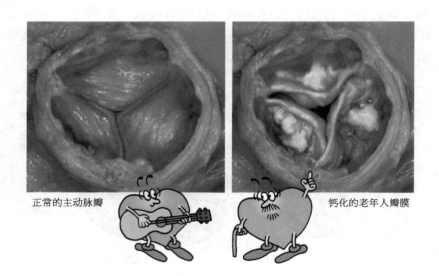

正常的主动脉瓣　　　　　　　　　　　　钙化的老年人瓣膜

关闭不全，也有风湿性主动脉瓣关闭不全；有时候可以见到瓣膜发育不好导致的问题，二尖瓣脱垂就是二尖瓣的绳索太长了，导致瓣膜关闭不严；二叶式主动脉瓣也可见到，这是由于发育问题，本来应该长3个瓣膜的地方，少长了一个。老年人常见的心脏瓣膜病有冠心病二尖瓣关闭不全、钙化性主动脉瓣狭窄＋关闭不全。前者是由于缺血导致左心扩大，二尖瓣腱索松弛致关闭不全，后者是瓣膜老化、内皮损害、钙盐沉积导致瓣膜变硬、变厚，打不开，关不牢，这种情况在老年人中发病率逐渐增加。

④ 瓣膜病的病因有哪些？如何预防？

瓣膜病的病因主要有：① 先天性发育不良：例如二叶式主动脉瓣、二尖瓣脱垂；② 瓣膜炎症：例如风湿性二尖瓣狭窄、感染性心内膜炎；③ 心肌缺血：例如缺血性二尖瓣关闭不全、乳头肌断裂；④ 瓣膜钙化：主要由动脉粥样硬化、内皮损害、高血压等因素诱发；⑤ 瓣膜机械损害：例如心导管导致主动脉穿孔等。因此，预防瓣膜病要从增强抵抗力、防治感染，控制高血压、胆固醇水平，防治动脉粥样硬化等多方面入手，针对性地防控危险因素，定期检查心超，才能预防瓣膜病。

⑤ 哪些症状、体征提示瓣膜疾病？

▶ 二尖瓣狭窄

· 症状：① 呼吸困难：劳力性呼吸困难→阵发性夜间呼吸困难和端坐呼吸→急性肺水肿。② 咯血：突然大量咯血（重度二狭），血性痰或痰中带血丝，大量粉红色泡沫状痰（急性肺水肿），肺梗死伴咯血。③ 咳嗽，特别是夜间咳嗽，反复感冒。④ 声嘶：扩大的左房和肺动脉压迫左喉返神经。

· 体征："二尖瓣面容"（双颧绀红）：① 心尖搏动正常或不明

显；② 舒张期震颤，像小猫在胸口震动；③ 心跳不齐、心尖区出现开瓣音，隆隆样舒张中、晚期杂音。

▶ 二尖瓣关闭不全

· 急性发作：轻度二尖瓣反流，症状较轻。严重反流（如乳头肌断裂），迅速出现急性左心衰，甚至发生急性肺水肿、呼吸困难、不能平卧或心源性休克。

· 慢性发展：轻度二尖瓣关闭不全可终生无症状，严重反流者早期出现疲乏无力，晚期发生呼吸困难、乏力、气促。风心病可无症状20年，一旦出现明显症状，多已有不可逆的心功能损害。二尖瓣脱垂，一般二尖瓣关闭不全较轻，多无症状，严重的二尖瓣关闭不全晚期出现左心衰竭。

▶ 主动脉狭窄

· 呼吸困难：劳力性呼吸困难、夜间阵发性呼吸困难、端坐呼吸、急性肺水肿。

· 心绞痛：常由运动诱发，休息后缓解。

· 晕厥或接近晕厥：见于1/3的有症状者。多发生于直立、运动中或运动后即刻，少数在休息时发生，由脑缺血引起。

▶ 主动脉关闭不全

· 急性：轻者可无症状；重者出现急性左心衰竭和低血压。

· 慢性：可多年无症状，甚至可耐受运动。最先的主诉与心搏量增多有关，如心悸、心前区不适、头部强烈搏动感等症状。晚期出现左心衰竭表现，呼吸困难，不能平卧，只能坐着睡觉。

心脏瓣膜病症状多变，且联合发生，使问题更加复杂，所以胸闷、气促、咳嗽、不能平卧要及时到医院心超检查。

6 如何诊断瓣膜病？

诊断瓣膜病最好的方法是心超，包括食管超声，可以准确发现问题。其次，还需要心电图、肺部CT扫描、心脏导管检查等进一步明确病情，决定治疗方案。

7 瓣膜病药物治疗可以治好吗？可以单靠药物治疗吗？

部分瓣膜病可以通过手术方法治愈，例如二尖瓣脱垂可以手术修补。离开了手术的方法，瓣膜病通常不能治愈，单纯的药物治疗不能解决瓣膜病的问题，需要手术时不能拖延。

药物治疗可针对瓣膜病的病因进行对因治疗。如抗风湿治疗、降低血压、防治动脉粥样硬化可缓解瓣膜病的症状，发生心衰时进行利尿、强心治疗；也可针对瓣膜病的并发症进行处理，例如二尖瓣狭窄、心房颤动口服倍他乐克减慢心率、使用华法林抗血栓治疗等。要根据具体情况而定。

8 瓣膜病的手术方法有哪些？

瓣膜病的主要治疗方法是：① 手术修补：用缝合线修补破裂、过长的瓣膜，这种情况需要瓣膜相对较好，可以继续使用，另一个好处是手术后不需要长期的抗凝治疗，因为材料是自己的。② 瓣膜置换术：就是切下有病的瓣膜，更换上人工瓣膜。人工瓣膜分为金属机械瓣膜和人工生物瓣膜两大类。顾名思义金属瓣膜就是采用钛钢等合金制造，它们坚固耐用，年轻的病人多采用这种瓣膜，缺点是不是身体内的东西，容易长血栓，需要终生抗凝治疗，经常要到医院查血监测药物疗效。人工生物瓣膜多采用猪或牛的心包，经过特殊处理后制造，好处是生物相容性好，只需要一段时间抗凝，缺点是使用寿命比机械瓣短，老年人多用。③ 经皮瓣膜置换术：就是采用不开刀，从血管内插导管，用微创的方法将人工瓣膜释放到心脏内，优点是微创、简单，手术后恢复快，特别适用高龄、身体差、难以耐受开胸手术的病人，是目前正在发展的一类方法。

9　什么是TAVE手术？

　　TAVE是经皮主动脉瓣膜置换术的英文简称，主要治疗老年人钙化性瓣膜病变、主动脉瓣狭窄＋关闭不全，特别适用于高龄、肾功能不全等基础条件差、难以耐受常规开胸瓣膜置换术的病人。它是将一条导管从大腿动脉内逆向插到心脏主动脉口，将预装在一个球囊上的两个支架瓣膜定位在原来的瓣膜部位，加压扩张球囊，将瓣膜释放在主动脉根部，达到置换的目的。该手术已经成熟，国内多家医院已经开展，是一项有前途的治疗方法。

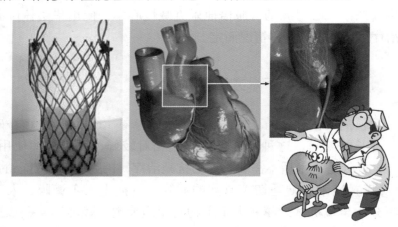

10　主动脉瓣疾病何时需要手术治疗？

　　主动脉瓣是左心射血的出口，位置非常重要。正常主动脉瓣口面积为3～4 cm²，临床上常用超声心动图检测主动脉瓣面积来判断狭窄的严重程度（表10-1）。

　　主动脉瓣狭窄是否需要手术主要依据3个方面：一是临床症状，如果出现心绞痛、晕厥、心功能不全者均需要手术；二是看瓣膜口面积，中、重度狭窄的病人需要手术治疗；三是看心功能

表10-1　主动脉瓣面积与狭窄的严重程度

狭窄严重程度	瓣口面积（cm^2）	瓣口流速（m/s）
轻度	> 1.5	2.6 ~ 3.0
中度	1.0 ~ 1.5	3.0 ~ 4.0
重度	< 1.0	> 4.0

状况，出现心功能降低、左心室射血分数（LVEF）< 50%、瓣膜钙化严重的病人需要手术。

主动脉瓣关闭不全是否需要手术，通常有以下考虑。

▶ 有症状的慢性重度关闭不全。

▶ 无症状慢性重度关闭不全，伴静息LVEF < 50%，或LVEF > 50%但左心室扩大内径 > 50毫米，或左心室进行行扩张内径 > 65毫米。

▶ 中、重度主动脉瓣反流，由于其他适应证进行心脏手术时，比如需要搭桥手术，可同时进行瓣膜手术。

▶ 主动脉根部疾病伴升主动脉内径如下情况时：≥ 45毫米的马方综合征合并危险因素患者（主动脉夹层家族史或主动脉内径增加 > 2毫米/年）；≥ 50毫米的二叶式主动脉瓣合并危险因素患者（主动脉缩窄、主动脉夹层家族史或主动脉内径增加 > 2毫米/年）；≥ 55毫米的其他患者。

值得注意的是：许多病人在需要手术、身体条件也许可情况下拒绝手术，等到病情严重、愿意手术时身体已经不能耐受了，错过了最佳的治疗时机，最后白白送了性命；所以，一定要及时手术治疗。

11　二尖瓣可以进行微创手术经皮置换或修补吗？

二尖瓣疾病的发病率越来越高，同样追求微创、经导管的手

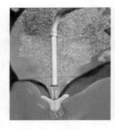
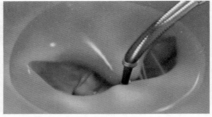
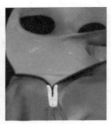

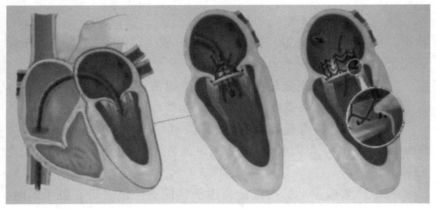

术修补及置换方法也正在发展，并应用于临床。经皮导管修补二尖瓣最成熟的手术是德国医生研制的二尖瓣夹子系统（MitraCip System），如上图第一排所示，在心超的指导下，通过导管装置把二尖瓣的前后叶像订书机一样钉在一起，达到治疗二尖瓣关闭不全、减少反流血量的目的，可以同时订几个夹子。经皮二尖瓣置换术如上图第二排所示，是通过穿刺房间隔的方法，从右心插入预装在球囊上的人工二尖瓣，定位后扩张球囊释放，达到治疗二尖瓣狭窄和反流的目的。

⑫ 二尖瓣疾病何时需要手术治疗？

二尖瓣狭窄的标准见表10-2，需要手术的情况有：① 有症状的中、重度二尖瓣狭窄。② 重度狭窄合并严重肺动脉高压。③ 无症状的中、重度二尖瓣狭窄充分接受抗凝治疗后，再发栓塞或左心房血栓。④ 伴有重度的主动脉瓣及三尖瓣病变、伴有冠状动脉疾病需行冠脉搭桥手术。

表10-2　二尖瓣狭窄标准

严 重 程 度	二尖瓣瓣口面积（cm²）
轻 度	＞1.5
中 度	1.0～1.5
重 度	＜1.0

二尖瓣关闭不全的病人有下列情况者应该考虑手术。

▶ 有症状的急性重度MR，在血流动力学状态稳定后需紧急手术治疗。

▶ LVEF＞30%、左室内径＜55毫米有症状的慢性重度原发性关闭不全。

▶ LVEF为30%～60%和（或）左心室内径≥40～45毫米的无症状慢性重度原发性关闭不全。

▶ LVEF＞60%，左心室内径＜40毫米，无症状的慢性重度原发性关闭不全。

▶ 无症状伴左室功能正常、新发房颤或肺动脉高压（静息肺动脉收缩压＞50 mmHg）的慢性原发性重度关闭不全。

▶ LVEF＜30%和（或）左心室内径＞55毫米有症状的慢性原发性重度关闭不全，且伴发疾病少，最佳药物治疗效果差，瓣膜修复可能性大。

▶ 慢性继发性重度关闭不全患者行冠脉搭桥或主动脉瓣置换术。

▶ 症状严重的慢性继发性重度关闭不全患者，已给予心衰最佳治疗但症状仍持续且伴发疾病少的患者，可考虑瓣膜修复或置换术。

13 瓣膜置换术后如何用药？华法林如何监测？

通常于换瓣术后第1～2天病人能进食时，开始每天口服华法林2.5毫克，2～3天后根据检查结果调整用药量，每2天测定1次，每次增减1/4或1/3，一般2周左右即可达到稳定量，使华法林国际标准化比率（INR）稳定在2.5～3.5。2001年美国胸外科医师学会建议人工机械瓣膜置换术后病人宜采用较低强度抗凝。对于主动脉瓣置换病人INR为2.0～3.0即可，对于二尖瓣置换病人INR为2.5～3.5即可，若有左心房扩大或伴有房颤，无论主动脉瓣置换或二尖瓣置换INR均为2.5～3.5。

术后不能进食的病人，术后第2天开始使用肝素抗凝，待病人可进食后，再开始口服华法林治疗。以后每2周检测一次INR，INR低于2.0就增加剂量，高于3.5就减少剂量。稳定后每4周左右到医院测量一次INR，根据结果调整用量。

心脏换瓣手术后口服华法林的时间长短要依据瓣膜的种类，金属机械瓣需要终生抗凝治疗，不能停药。人工生物瓣膜需6个月左右的短期抗凝即可停药；但如果病人为高凝状态，还是需要继续给抗凝药物治疗。

14 瓣膜置换术后服华法林的病人可以拔牙吗？

华法林抗凝后止血困难，拔牙时容易出血不止。为此，可采取两种方法解决：一是减少华法林的用量，使INR（一种反映华法林疗效的指标，正常时最好在2.5～3.5）缩短到1.5～2.0拔牙，期望达到出血不多又有部分抗凝效果的目的；二是手术前华法林停药，监测INR，当INR＜1.5时开始使用低分子肝素注射，拔牙当天停药，拔牙24小时后开始使用低分子肝素＋华法林口服；当INR＞2.0时，停掉低分子肝素，单用华法林口服，这叫做肝素桥接法。具体病人采取何种方法应该由医生评估确定。

15 有哪些食物会影响华法林的抗凝效果？

华法林发挥抗凝效果不是直接作用于凝血酶，而是通过一种酶间接发挥作用，这个酶的作用依赖维生素K，所以富含维生素K的食物都会使华法林的抗凝作用下降。这类食物主要有：胡萝卜、猪肝、菠菜、荠菜（地菜）、卷心菜、甘蓝、蛋黄、绿茶等。其中绿叶蔬菜维生素K含量较高如菠菜、韭菜、油菜高达236～436微克/100克，大白菜中等为89微克/100克，芹菜茎、萝卜、菜花、黄瓜含量较少为30～40微克/100克（黄瓜皮含量高应去皮后食用），而西红柿最少仅5微克/100克。此外，纳豆中含有的纳豆杆菌可以在肠道中产生大量维生素K，使华法林抗凝作用降低。另外，有些食物也能增强华法林的抗凝作用，如生姜、大蒜。葡萄柚中含有香豆素类化合物，同时可减少华法林的代谢而增强其抗凝作用；芒果中含有维生素A、C、B_1、B_6等与华法林合用也可增强其抗凝作用。病人在服用华法林时最好注意这些问题，不要经常更换菜谱。

16 华法林过量了如何解救？

轻度的病人停药2～3天，等INR回到3.5以下时再减量服用。严重者立即静脉注射维生素K_1，然后根据INR数值决定进一步的用量，使INR回到3.0以下，再减量服药。当然，如果出血严重则输血治疗。

第十一章
肺源性心脏病

1 什么是肺心病？

肺心病全称为慢性肺源性心脏病，指由于肺、胸廓、肺血管异常导致肺动脉高压，引起右侧心脏系统衰竭的一类疾病。肺源性心脏病在我国是常见病、多发病，平均患病率为0.48%，与吸烟密切相关，此外粉尘刺激、油烟刺激、空气污染等也是肺心病易感的重要原因。

2 哪些人容易发生肺心病？

从防治角度来说，以下人群是发生肺心病的危险人群：慢性阻塞性肺病患者（通常称为老慢支）；支气管哮喘患者；支气管扩张的患者，是发生肺心病最危险的人群。此外，有肺结核后遗症、结缔组织疾病、肺间质纤维化患者也较易发生肺心病。

3 肺心病患者有哪些症状？

患者一般都有慢性咳嗽、咳痰、哮喘的历史，逐步会出现活动后周身乏力、呼吸困难，医生在给患者做体格检查的时候会发现明显的肺气肿表现。肺心病急性发作期会出现严重的缺氧表现，多见于近期有上呼吸道感染、肺部感染的老慢支人群，可能会有口唇发紫、心悸、胸闷的表现，严重者可出现神经精神症状。此外，患者还会出现下肢浮肿、颜面浮肿的慢性表现，这是累及心脏，导致右侧心脏功能衰竭的表现。

4 肺心病患者是胸片检查好，还是心超检查好？

对于肺心病患者而言，胸片和心超的检查都是必须的。胸片可以显示心胸比例、肺动脉的解剖结构，这在心超里是无法见到的，胸片的结果一般分为三型：正常型（心肺均无异常），间质型（肺内纹理紊乱），肺气肿型（肺过度膨胀）。而心超检查可以更加明确地分析右侧心脏系统的结构和功能，即解析右心房和右心室的问题，看看右心房是否增大，右心室的"墙壁"是否厚起来，这都提示肺部的疾病已经侵犯了心脏系统。

5 肺心病患者需要做心电图吗？

很多患者都不愿意做心电图，认为心电图无用。其实不然，我们可以很轻松地花很少的钱来诊断右心房、右心室的增大，还能诊断出与肺心病相关的其他心律失常，比如频发房性早搏等。

6 肺心病患者要抽血查什么？

肺心病患者必须完善动脉血气分析，一般会发现动脉血氧饱和度降低，二氧化碳分压高于正常范围。此外，血检查还应包括血常规，一般会发现红细胞和血红蛋白高于正常；全血黏滞度也会升高；对于已经出现右心衰竭的患者，我们还应当注意检查肝肾功能，一般此类患者肝肾功能会受损。

7　肺心病患者肺功能检查是必须的吗？

对于心肺功能不稳定或者说是衰竭期的患者，我们不建议做肺功能检查。但在疾病缓解期的时候可根据一定的条件和环境来适当地选择肺功能检查，观察肺的储备能力。对于有吸烟病史，每到冬天就会出现咳嗽、喘息表现的患者，应该尽早完善肺功能检查，避免在症状严重时，无法进行有针对性的治疗。

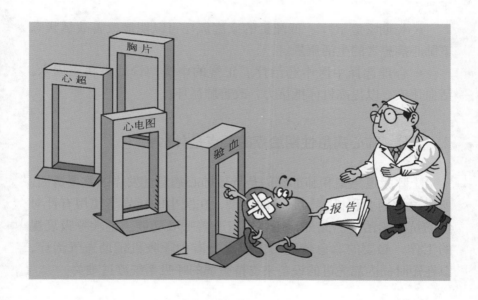

8　如何预防慢性肺心病的急性发作？

对于慢性肺心病的患者必须要注意预防急性上呼吸道感染和肺部感染发作，一旦发生感染，对于慢性病的患者出现急性发作的概率就会相当高，严重的低氧血症有时几乎是致命的，所以必须预防肺部感染发生，特别是在季节转换的时候，尤其要注意防寒保暖。

9 肺心病稳定期治疗包括什么内容？

稳定期的治疗是防止肺源性心脏病发生发展的关键期，可采用以下手段进行治疗。

▶ 做耐寒和康复锻炼：冷水擦身和隔式呼吸或者缩唇呼气，这样有助于改善肺脏通气功能。

▶ 针对症状的治疗：镇咳、祛痰、平喘、抗感染等一般治疗手段。

▶ 长期家庭氧疗：低流量的家庭氧疗可以明显改善缺氧状态下肺心病患者的生活质量。

▶ 合理选择中医中药治疗：正规的中医门诊处方扶正固木、活血化瘀，以提高机体抵抗力，改善肺循环。

10 肺心病急性期治疗的要点是什么？

上呼吸道感染和肺部感染是导致肺心病急性发作的重要诱因，所以急性期要积极控制原发的感染，在医生的指导下使用有针对性的抗生素治疗。此外，还要进行改善呼吸功能、抢救呼吸衰竭的工作，必要的紧急情况下需要进行有创呼吸机辅助通气治疗，以在短时间内靠先进的设备来支持脆弱的呼吸系统渡过难关。

11 肺心病急性期如何控制心力衰竭症状？

对于轻度心力衰竭的患者给予吸氧，改善呼吸功能，积极抗感染就足够了，但对于病情较重的患者必须在急性期加用利尿、强心等药物来帮助患者渡过难关。利尿剂需要在严格监测体液量的情况下给予；洋地黄类药物可以在短期内改善心肌收缩力等；医生也会在充分评估病情的情况下，酌情给予短期激素抗炎治疗。

总之，急性期的药物治疗十分复杂，必须严格听从医生的指导，合理安全有效地应用药物。

12 肺心病患者一般预后会怎么样？

本病常年存在，但在冬季由于呼吸道感染而导致的呼吸衰竭和心力衰竭多发且严重，故每年冬季肺心病的病死率均较高。但只要我们做好积极的预防和控制感染，宣传戒烟，治理环境污染，并在急性发病阶段早期积极的干预，通过适当的治疗，很多患者的心肺功能均能在一定程度上得到很好的恢复。

第十二章
高脂血症

老张今年刚刚退休，终于可以放下平时繁忙的工作，好好享受生活了。老友聚会、游山玩水、老年大学，日程也排得满满的。前两天做了个体检，发现血脂有点高，老张觉得自己身体很棒，能吃能喝没啥毛病，血脂高一点点不算什么，并不当一回事。但是细心的张太太不放心，硬是把老张拉来医院。"医生，他体检发现血脂高，你看这个箭头上上下下的，没有一个正常，怎么办? 要紧吗?"

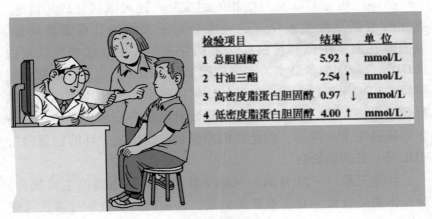

检验项目	结果	单 位
1 总胆固醇	5.92 ↑	mmol/L
2 甘油三酯	2.54 ↑	mmol/L
3 高密度脂蛋白胆固醇	0.97 ↓	mmol/L
4 低密度脂蛋白胆固醇	4.00 ↑	mmol/L

老张的血脂报告

如图所示，血脂的报告单上，不正常的数值旁边常会有"↑"或"↓"的标记。是不是有了这个标记，我们就患有高脂血症，箭头越多毛病越重? 而没有箭头就代表我们十分安全呢?

一、基础知识

1 什么是血脂？血脂包括哪些项目？

血脂即血液中脂类物质的总称，包括脂肪、类脂及其衍生物。适量的脂类在体内具有重要的生理功能，如提供和储存能量、协助吸收脂溶性维生素A、D等。但高脂血症则会对健康产生不良的影响，例如诱发动脉粥样硬化，导致冠心病甚至心肌梗死等严重病症。

如上图所示，血脂的报告中我们最常关注的指标包括总胆固醇（TC）、低密度脂蛋白胆固醇（LDL-C）、高密度脂蛋白胆固醇（HDL-C）和甘油三酯（TG）。

在体内胆固醇除参与细胞的组成外，还可以转化成胆汁酸、类固醇激素及维生素D_3，这些成分对于人体均具有重要功能。胆固醇在血浆中以脂蛋白结合形式存在，其中以低密度脂蛋白（LDL）含胆固醇量最多，高密度脂蛋白（HDL）次之。血浆中胆固醇或LDL水平过高，会导致动脉粥样硬化；而HDL可以调节脂类代谢，将周围组织中的胆固醇运到肝脏进行分解、排出，对防止动脉硬化十分重要。因此我们也常说，LDL是"坏的脂蛋白"，HDL是"好的脂蛋白"。

甘油三酯（三酰甘油）又称中性脂肪，是血脂的主要部分，对人体的能量供应具有重要的意义。食入脂肪类食物过多，可使甘油三酯升高，而体育运动有降脂作用。

尽管部分高脂血症的患者会有一些特殊的临床表现，如皮肤的黄色凸起，即"黄色瘤"，但大多数患者没有临床表现，正因如此，很多患者往往在严重并发症（如冠心病）发生后才发现自己的高脂血症。所以体检中的血脂检查，是发现高脂血症的最好办法。

② 怎样才算血脂高？高到什么程度算严重？

血脂是高是低对不同的人有不同的指标。除了血脂本身，还要同时评估其他危险因素，综合起来才能明确个体的合适血脂范围。因此，对每一位患者进行个体化危险度评估，通过评定心脑血管意外的危险程度，从而进行不同程度的治疗。

这里要讲到"十年心血管风险评估"，是根据每个人的胆固醇指标、性别、年龄、血压、是否吸烟等不同特征，预测在将来的10年内发生心血管事件的概率（见下图）。

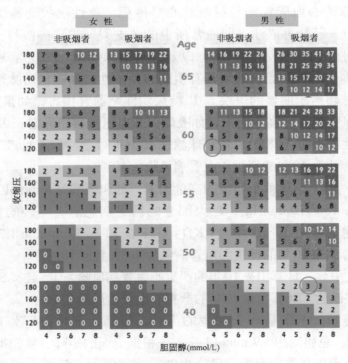

10年心血管风险评估

如上图所示，左边两列为女性，右边则为男性，中间的红色数字为年龄；同性别中左侧为非吸烟者，右侧为吸烟者。每个小的矩阵中纵坐标为收缩压，横坐标为胆固醇值（均取与自己对应数值接近的方块，如61岁可参照60岁）。矩阵中的数字表示接下来十年内得严重心血管疾病的可能性。例如，图上标出来的两个蓝色的圆圈，左侧的为一个60岁、不吸烟、胆固醇为 4 mmol/L 的男性，右侧的为一个40岁、吸烟、胆固醇为 6 mmol/L 的男性，两个人的心血管病危险度相同，均为3%。

最终我们需要根据计算出来的数值和其他高危因素，包括患者的既往病史、合并症等，来评估一个人的心血管疾病的危险程度，分为以下四大类：

▶ 极高危：① 临床或影像学检查确诊的心血管疾病：临床确诊的心血管疾病包括既往心肌梗死、急性冠状动脉综合征（ACS）、冠脉再灌注（即通常所说的"支架"或"搭桥"）、卒中或一过性脑缺血发作（TIA）以及外周动脉疾病（PAD）；影像学检查确诊的心血管疾病须具有明确的预示性，如冠状动脉造影或颈动脉超声示明显的斑块。② 糖尿病伴靶器官损害，如蛋白尿；或糖尿病伴一种高危因素，如吸烟、高血压、血脂异常。③ 严重的慢性肾损伤（CKD）：肾小球滤过率（GFR）< 30 ml/min/1.73 m^2。④ 计算出来10年的严重心血管病风险 $\geqslant 10\%$。

▶ 高危：① 单个明显的高危因素，如胆固醇 > 8 mmol/L，或血压 $\geqslant 180/110$ mmHg。② 大部分的糖尿病患者（年轻的1型糖尿病患者除外）。③ 中度 CKD：GFR 在 $30 \sim 59$ ml/min/1.73 m^2。④ 计算出来10年的严重心血管病风险 $\geqslant 5\%$ 且 $< 10\%$。

▶ 中危：计算出来10年的严重心血管病风险 $\geqslant 1\%$ 且 $< 5\%$。

▶ 低危：计算出来10年的严重心血管病风险 $< 1\%$。

例如，老张是一个60岁的男性，吸烟，平时血压为 120/80 mmHg，总胆固醇 5.9 mmol/L，首先根据上面的矩阵，我们得出老张未来十年严重心血管病风险为8%。其次评估危险度，虽然老张

第十二章·高脂血症 | 237

没有糖尿病、高血压、冠心病、肾病、心肌梗死和脑梗死，但仍然已经归为了高危患者。

③ 血脂应该降到多少才算正常？

造成心血管疾病发生的罪魁祸首非低密度脂蛋白（LDL-C）莫属，LDL-C也是降脂治疗的靶点。不同危险度的高脂血症患者其LDL-C治疗目标值如下：

极高危：LDL-C < 1.8 mmol/L（70 mg/dl）或者在原有基础上降低50%。

高危：LDL-C < 2.6 mmol/L（100 mg/dl）或者在原有基础上降低50%。

低危至中危：LDL-C < 3.0 mmol/L（115 mg/dl）。

因此，就老张这样的高危患者而言，他的治疗目标是将LDL-C从5.9 mmol/L降至2.6 mmol/L以下。

④ 除了胆固醇高，甘油三酯（三酰甘油）高要紧吗？

甘油三酯≤1.7 mmol/L属于正常，1.7 mmol/L < 甘油三酯≤10 mmol/L属于轻中度升高，甘油三酯 > 10 mmol/L属于重度升高。

甘油三酯增高要同时结合胆固醇水平并评估心血管事件风险再明确治疗方案。一般甘油三酯 > 2.3 mmol/L要考虑药物治疗。对于合并心血管事件高危风险的高甘油三酯血症患者仍然首选他汀类药物治疗，心血管事件低风险的高甘油三酯血症患者可用贝特类药物治疗，然而他汀类药物和贝特类药物联用需谨慎。

⑤ 血脂高会遗传吗？

高脂血症总体来说还是受遗传因素影响的，且往往是多基因共同决定。最常见的是家族性混合型高脂血症（FCH），患病率很高，约1：100。既可以表现为LDL-C升高，也可以表现为TG升高，又或两者都升高，同一家族中的不同成员也可以有不同表现，无规律可循，因此漏诊率也相当高。

另一种家族性高脂血症称作家族性高胆固醇血症（FH），分为杂合子型（HeFH）和纯合子型（HoFH）。它是一种常染色体显性遗传性疾病。由于基因突变，使细胞膜表面的脂蛋白受体完全或部分缺乏，血脂清除受阻，造成血总胆固醇水平和低密度脂蛋白胆固醇水平明显升高。HeFH可表现为早发心血管疾病，即男性＜60岁，女性＜55岁就发生心血管疾病。而HoFH非常罕见，在青少年时期就会出现严重的心血管疾病，死亡率高。

6 血脂高了哪些能吃哪些不能吃？

说到血脂高了怎么办，我们先来谈谈养生之道。大家往往把疾病直接和药物联系在一起，其实应该仔细思考一下为什么生病，审视一下平时哪些生活方式导致了疾病，量量自己的腹围，想想多久没去运动了。在此基础上才是第二阶段的药物治疗。就高脂血症而言，生活方式往往是导致疾病的关键因素，是不是嗜烟嗜酒，是不是经常大鱼大肉，是不是不爱运动。但是发现高脂血症后也不能从一个极端走到另一个极端，不吃肉只吃素食。

先来说说怎么吃。首先要减少反式脂肪酸和饱和脂肪酸的摄入，增加膳食纤维的摄入，减少饮食中胆固醇的摄入，多吃豆制品，戒烟戒酒。以下列举富含胆固醇、反式脂肪酸、饱和脂肪酸和膳食纤维的食物（表12-1）。

表12-1　富含脂类、膳食纤维的常见食物

成　　分	常　见　食　物
胆固醇	猪肾、猪肝、鸡肝、猪脑、黄油

（续表）

成　分	常　见　食　物
胆固醇	虾皮、蟹黄、蛋黄
	乌贼鱼、鱿鱼
反式脂肪酸	饼干、巧克力派、蛋黄派、布丁蛋糕、糖果、冰淇淋
	快餐店的食物
	现制现售的奶茶
饱和脂肪酸	猪油、黄油
	花生、核桃、芝麻、瓜子
	蛋黄和动物内脏
	猪皮，鸡皮
膳食纤维	果胶、藻胶、魔芋
	麦麸、麦片、全麦粉、糙米、燕麦、全谷类食物
	豆类
	蔬菜和水果

　　高脂血症患者每天到底应该怎么吃，在此列出各类饮食推荐方案（表12-2）。

表12-2　高脂血症患者饮食推荐方案

	推荐多吃	一般推荐	限制吃
谷类	全麦	精制面包、大米、面、饼干、玉米片	蛋糕、水果派、羊角面包
蔬菜	各类生食或烹饪过的蔬菜	土豆	

（续表）

	推荐多吃	一般推荐	限制吃
豆类	大豆、鹰嘴豆		
水果	新鲜水果	水果干、果酱、水果罐头、果汁	
甜食	低卡甜食	蜂蜜、巧克力、糖果	冰淇淋、软饮
鱼和肉	鱼、去皮鸡鸭	牛肉、羊肉、猪肉、海鲜	香肠、培根、热狗、内脏
奶蛋类	脱脂牛奶、酸奶	低脂牛奶、低脂奶酪、鸡蛋	全脂牛奶、奶油
食用油和调料	醋、芥末、无油调料	橄榄油、菜油、色拉酱、番茄酱、蛋黄酱	反式脂肪及固体人造黄油、棕榈油、椰子油、黄油、猪油
果仁/果肉		各种无盐果仁	椰子肉
烹饪方式	蒸、煮、烤	大火炒、烘烤	油炸

7 怎样才能合理控制体重？

我们来看看体重和腹围。体质指数（BMI）是体重除以身高的平方。BMI 25～30 kg/m² 表示超重，BMI＞30 kg/m² 表示肥胖。比如老张身高1.7米，体重75千克，她的BMI就是 75/（1.7）² ＝26，其实已经属于超重。再来看腹围，腹围表示着体内脂肪的重新分布，即使体重正常的人也可以出现腹围增大，腹围增大是肥胖的早期指标，但也预示着心血管疾病风险增加。女性腹围超过80厘米，男性腹围超过94厘米就是腹型肥胖。

为了控制体重，健康的生活方式包括每天至少运动30分钟。每天忙里忙外做家务算不算运动？在这里我们所指的运动形式包括慢跑、做操、打太极或其他球类运动。需要运动的心率有所加快，微汗，才能达到真正的运动效果。

8 血脂高要戒烟戒酒吗？

酒还能不能喝？首先看血脂增高是不是以甘油三酯（TG）增高为主，若是以TG增高为主，一定需要戒酒。如果甘油三酯不增高，每日饮酒也是有限量的，男性每日不超过20克，女性每日不超过10克。

烟要戒吗？那是一定要戒的！

9 血脂高了应该吃什么药？

在生活方式改变的基础上，才进一步考虑药物治疗。根据高脂血症的类型，分为以胆固醇升高为主和以甘油三酯升高为主两种情况。如果以胆固醇升高为主，他汀类药物是首选治疗方案。目前临床上常用的他汀类药物有瑞舒伐他汀、阿托伐他汀、辛伐他汀、普伐他汀等，它们降低胆固醇的能力见表12-3。如果以甘油三酯升高为主，首先仍应评估心血管危险因素，高危患者

表 12-3　临床上常用的他汀类药物

高强度 ↓ LDL-C ≥ 50%	中强度 ↓ LDL-C 30% ～ 50%	低强度 ↓ LDL-C < 30%
阿托伐他汀 40 ～ 80 mg	阿托伐他汀 10（20）mg	辛伐他汀 10 mg
瑞舒伐他汀 20 ～ 40 mg	瑞舒伐他汀 5 ～ 10 mg	普伐他汀 10 ～ 20 mg
	辛伐他汀 20 ～ 40 mg	洛伐他汀 20 mg
	普伐他汀 40 ～ 80 mg	氟伐他汀 20 ～ 40 mg
	洛伐他汀 40 mg	匹伐他汀 1 mg

（续表）

高强度 ↓ LDL-C ≥ 50%	中强度 ↓ LDL-C 30% ～ 50%	低强度 ↓ LDL-C < 30%
	氟伐他汀 40 mg，每天 2 次	
	匹伐他汀 2 ～ 4 mg 血脂康 1 200 mg	

仍应首选他汀类药物，低危患者可选择贝特类药物，采用的药物有非诺贝特、吉非罗齐等。

根据临床试验的结果，要想使动脉粥样硬化斑块消退或者不长，以血中低密度脂蛋白（LDL-C）为指标，推荐达到以下水平（表 12-4）。

表 12-4　降 LDL-C 目标

目　　的	降低 LDL-C 目标
斑块不长或生长缓慢	100 mg/dl（2.6 mmol/L）
斑块开始消退	70 mg/dl（1.8 mmol/L）
斑块明显消退	50 mg/dl（1.3 mmol/L）

所以病人要根据自己的需要，选择上述不同强度的他汀类药物口服。

二、常见问题

① 不胖的人为什么血脂也会高？

很多人都认为高血脂与瘦人无关，只是胖人的事。其实，影

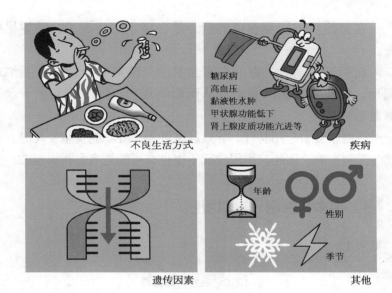

不良生活方式　　　　　　　　　　疾病

遗传因素　　　　　　　　　　其他

响血脂的因素有很多，肥胖或超重只是其中之一。胖人不一定血脂高，瘦人的血脂也不一定就正常。

影响血脂的因素包括：① 不良生活方式：不健康的饮食结构、长期静坐、缺乏锻炼、酗酒、吸烟、精神紧张或焦虑；② 疾病：糖尿病、高血压、黏液性水肿、甲状腺功能低下、肥胖、肝肾疾病、肾上腺皮质功能亢进等代谢性紊乱疾病；③ 遗传因素；④ 其他：年龄、性别、季节等。由此可见高血脂与体型胖瘦并没有必然联系，而是与人体其他疾病及生活饮食结构有关。

② 平时没感觉不舒服，怎么会是高血脂呢？

高脂血症通常没有临床症状，是"隐形杀手"，多数在化验检查的时候才发现血脂异常。

随病程进展可能出现以下的一些身体征兆。

▶ 时常感到头晕、头痛、胸闷气短、睡眠不好、容易忘事，还觉得手脚发麻、沉重。

▶ 在眼睑周围出现黄色的瘤，是在提示血脂高了，需要尽早检查。

▶ 血脂异常高时，血液中富含甘油三酯的脂蛋白会从毛细血管漏出，侵犯到眼睛的黄斑，从而影响视力，这一般发生于严重的高血脂患者。

▶ 高血脂会引起脂肪肝，导致肝脏肿大，肝功能发生变化时，食欲就会受到影响。因此，出现食欲不振也有可能是高血脂引起的。

③ 要多久检测一次血脂？

见表 12-5。

表 12-5 血脂检测推荐

人　　群	血脂检测频率
40 岁以下血脂正常人群	每 2 ～ 5 年检测 1 次
40 岁以上人群	每年检测 1 次
心血管病患者及高危人群	每 6 个月检测 1 次

④ 高血脂会不会有生命危险？

高脂血症是否会产生严重后果取决于多个方面，如血脂的值、血压、吸烟、年龄、性别、基础疾病等。中低危的患者发生严重致死性心血管疾病的可能性较小，但高危和极高危的可能性较大，需要积极的干预。

⑤ 高血脂能不能彻底治好？

高脂血症和高血压一样，是慢性代谢性疾病，不能彻底治愈。

但是伴随着长期的生活方式的改变，以及药物的治疗，高脂血症能够得到有效的控制，维持血脂在一个合适的范围，也能够预防严重疾病的发生。

6 血脂正常了，还需要继续吃药吗？

切勿自行停药！不同危险度的患者，血脂控制的目标不同，危险度越高的患者其控制的目标也越严格，即使血脂达到正常范围可能仍需要继续降脂；而且用药物控制血脂到正常，如果立即停药，血脂又重新产生，很可能会重新高起来，因此可根据临床医生指导调整药物剂量或停药，而不是自行改变。

7 鱼肝油据说可以降血脂，能不能吃？

鱼肝油的主要成分是n–3多不饱和脂肪酸，也称为 ω–3 多不饱和脂肪酸。补充小剂量的n–3多不饱和脂肪酸可以降低心脑血管事件，但是并不改善血脂水平。大剂量的n–3多不饱和脂肪酸（2 ～ 3 g/d）可以降低甘油三酯达30%，但却会使LDL–C增高。

8 听说降胆固醇药物的副作用很大？

他汀类药物是临床最常用的降胆固醇药，它的副作用如下。

▶ 肌肉：少数病人会出现肌痛肌无力，比较罕见的是横纹肌溶解。

▶ 肝：常规治疗剂量下很少出现肝功能损伤，即使出现肝功能损伤也以轻度肝功能损伤为主，发展为肝衰竭亦非常罕见。即使在伴有肝酶升高的脂肪肝患者中，他汀类药物治疗仍然是安全的。

▶ 糖尿病：他汀类药物使2型糖尿病发生风险增加，但据报道

255名患者随访4年会有1例2型糖尿病发生，并且大剂量他汀类药物在老年患者中更容易发生这一副作用。但是他汀对于老年高危患者所减少的心脑血管风险将远远大于其新发糖尿病风险，总的来说服用他汀类药物无疑是利大于弊的。

⑨ 一定要吃他汀类药物降低胆固醇吗？没有其他药吗？

有，不过适应证不同。

▶ 胆固醇吸收抑制剂，即依折麦布，是一类降低胆固醇的二线治疗药物。主要用于以下两种情况，一是LDL—C未达标的患者，用于和他汀类药物联用；二是不能耐受他汀类药物的患者，可以改用胆固醇吸收抑制剂。

▶ PCSK9抑制剂，也是一类二线降胆固醇药物，主要用于：家族性高胆固醇血症（杂合子型），他汀类药物或其他二线降胆固醇药不能耐受的极高危患者。

▶ 烟酸类，即阿昔莫司，虽然能增高HDL-C，降低LDL-C和甘油三酯，但是并没有证据能改善患者预后。

▶ 贝特类，如力平之，主要降低甘油三酯，用于高甘油三酯血症。

⑩ 为什么甘油三酯会高？

虽然甘油三酯增高直接和饮食相关，但甘油三酯增高首先要排除继发性因素，包括遗传因素、肥胖、2型糖尿病、嗜酒、大量摄入碳水化合物、肾病、甲状腺功能减退、怀孕和自身免疫性疾病。其次药物作用也会导致甘油三酯增高，如皮质激素、雌激素、塔莫昔芬、β受体阻滞剂、噻嗪类利尿剂、异维甲酸、胆酸螯合剂、环孢素、吩噻嗪类和二代抗精神病药。

11 胆固醇、甘油三酯同时升高如何吃药？

有些人血中胆固醇、甘油三酯同时升高，理论上应该同时服用降低胆固醇的他汀类药物＋降低甘油三酯的贝特类药物；但这二类药物均有肝脏损害作用，如果加在一起服用发生的可能性就成倍增加。因此，临床上通常采用以下方案：① 如果以胆固醇升高为主，甘油三酯轻度升高；又考虑到胆固醇致动脉粥样硬化的危险最大，这时医生通过口服他汀类药物＋饮食控制的方法，他汀类药物通常也有10%左右的降甘油三酯作用。② 如果以甘油三酯升高为主（＞5.0 mmol/L），胆固醇轻度升高，这时口服贝特类药物＋饮食控制，优先降低甘油三酯。③ 如果两者同时中度以上升高，有两种选择。一是贝特类药物＋依折麦布口服，后者减少肠道胆固醇吸收，对肝脏副作用小；二是他汀类药物＋小剂量贝特类药物口服；但要密切观察肝脏功能。

12 洗血是怎么回事？

所谓"洗血"即血浆置换，用透析的方式将血液中血脂的成分分离出来。虽然立竿见影能在短期内降低血脂水平，但是效果往往只能维持1～2周，之后便恢复原来的血脂水平，并没有心血管保护作用，更不能改善远期预后，即治标不治本。同时"洗血"还要承担一些风险，如感染、溶血、败血症、低容量，"洗血"的同时还会带走体内并不想丢失的成分，如白蛋白、高密度脂蛋白等。

13 最新降低胆固醇的药物是什么？

目前新型降胆固醇药物研发的热点是PCSK9抑制剂。PCSK9

抑制剂是一类单克隆抗体，能抑制体内PCSK9介导的LDL受体的降解，从而大幅度降低低密度脂蛋白水平。同时PCSK9抑制剂也可能参与糖代谢、肥胖及肾脏钠的重吸收，目前尚不明确。现阶段PCSK9抑制剂主要用于家族性高胆固醇血症，每两周一次，皮下注射。

第十三章
心脏性猝死

♥

意大利人安东尼今年52岁，因为平时喜欢跑步，人长得精瘦。虽然早早就已经谢顶了，但是看上去非常有精神，大家都觉得他特别健康。两年前因工作原因，和家人一起来到中国，尽管工作繁忙，但是还是保持着每周到健身房跑步3次的习惯，而且，每次还非得跑满10千米，大家劝他还不听。

这天，他觉得工作特别累，不肯服输又高度自律的他今天早早来到了健身房跑步，刚跑3千米左右，忽然觉得一阵胸闷，同时，浑身大汗淋漓，还伴有一点恶心。他立即停下了脚步，胸闷却没有好转。他喝了点水，扶在跑步机上大口喘气，胸口却开始疼痛，越来越重，他想叫人，却说不出话来，捂着胸口一屁股坐在了地上。健身房里的人都围在了这位意大利人身边，问他怎么了。过了一会儿，他才缓缓地说："我胸口痛，帮我叫一下家里人。"

"啊呀，你脸色很不好啊，"一边的阿姨说道，"要不要我们去叫救护车？"

"不要，"他摇摇头，颤抖着掏出电话，说，"现在我的胸痛好像好一点了，我有自己的家庭医生的，帮我联系一下我的家人，我要去找我自己的医生。"

大家连忙帮忙拨打电话，热心的阿姨还帮忙叫了出租车。他家人就在旁边的小区里，几分钟就来到了安东尼的身边，大家帮着一起扶着安东尼上了出租车。

车还没有开出多远，安东尼又感到一阵胸痛，但是这次，他眼前一黑，倒在了一边。身边的妻子大声呼叫，安东尼没有一点反应，还大小便失禁了。粗懂一点急救知识的妻子立即在出租车座位上开始胸外按压起来。司机见状不好，就立即送到了就近的医院，冲到急诊室的门口，大家一起快速把他送到抢救室里，此时的安东尼还是两眼圆睁着，没有一点反应。

"胸外按压！开通静脉通道！"

"立即气管插管！"

"立即接监护仪！"

抢救室里忙成一团，医生的一道道指令，各种机器的报警声，交织成一片。

"心电监护提示室颤！"护士说。

"立即准备除颤！"医生说，"充电200J，非同步模式。"

"充电完成，大家让开，"医生又说，"除颤！"

"除颤完成！"医生继续说，"心跳恢复！"

旁边医生立即进行气管插管，迅速建立通气，接上了呼吸机。

早已准备在旁边的心电图医生趁抢救间隙接好了心电图机，拉出一份心电图："心电图提示前壁导联ST段抬高，考虑心肌梗死！"

"立即呼叫心内科！"

心内科医生到场以后，判断患者发生了心肌梗死导致的心脏性猝死，立即和安东尼妻子谈急诊冠状动脉造影的事情。她似懂非懂，但也清楚情况危急，毫不犹豫地签了字。就这样，带着呼吸机，安东尼被送到了导管室，做了造影。

果然不出所料，造影发现安东尼的一条冠状动脉完全闭塞了。心内科医生当场就开通了那根血管，安装了支架。随着心脏血流的通畅，安东尼的心跳慢慢稳定下来，血压也恢复了，心电图的ST段也开始回落，甚至自主呼吸也开始出现了。

但是，安东尼没有醒过来。

为什么貌似健康的人会突然心跳停止？

一、基础知识

① 什么是心脏性猝死？

心脏性猝死（sudden cardiac death，SCD）是指由于心脏原因引起的，以意识突然丧失为前驱表现的生物学死亡。其特点为死亡发生的时间和形式具有不可预测性，从出现意识丧失到死亡，往往在1小时内。意识丧失的机制为心脏骤停（cardiac arrest）导致大脑突然失去有效的血流灌注。

引起心脏性猝死的常见机制是下面这两种心律失常：① 致死性快速性心律失常：主要指室颤（VF）和无脉性室性心动过速（pulseless VT）；② 缓慢性心律失常，如三度房室传导阻滞或者心脏突然停跳。

② 为什么会发生心脏性猝死？

心脏性猝死的发生率随着年龄的升高而增加，占总死亡人数的10%~25%，以往多见于老年人，但是近年来，由于冠心病、高血压、糖尿病等疾病的年轻化，猝死发生的年龄也年轻化。引起心脏性猝死的4个基本原因分别是心肌基质结构改变、自主神经兴奋性增加、心肌的电学不稳定以及基因异常。在某种特定情况下，几种原因突然交织在一起，就容易发生室颤，导致猝死。例如运动中，自主神经兴奋性增高，冠状动脉斑块破裂后急性血栓形成，导致心肌梗死，此时电学就极其不稳定，就容易发生室颤，导致猝死。

因此，在心脏性猝死的病因分类中，冠心病占到2/3以上。其他病因还有严重心衰、扩张性心肌病，一些遗传性疾病等。

③ 心脏性猝死患者有哪些表现？

除了患者突然发生意识丧失以外，心脏性猝死的主要表现还有四肢抽搐、大小便失禁、呼吸停止或者喘息状呼吸，这些是大脑皮质突然发生缺血的结果，医学上称为心源性脑缺血综合征，也称为阿-斯综合征。此时，如果没有立即进行有效的胸外按压，或者尽早除颤，患者瞳孔散大，随即转向死亡。

④ 为什么说对心脏性猝死者，高质量的心肺复苏很重要？

一旦发现可疑的猝死患者，立即进行有效的心肺复苏非常重要。大量实践证明，在4分钟内进行有效复苏的，可能有一半人被救活；4~6分钟内进行有效复苏的，能救活的人约10%；超过6分钟以后，存活率仅为4%；而超过10分钟以后的，苏醒的可能性就几乎为零。

时间就是生命，高质量的心肺复苏对于心脏性猝死患者非常重要，心肺复苏的质量差核心的供血就停止了，患者也就无法复苏。

胸外按压的位置在正胸前、两乳头连线与前正中线的交界处的胸骨正中，具体的方法是先将一只手的掌根放在该位置，另外一只手叠加在上面，手指锁住，交叉抬起。然后将肘关节夹紧，开始按压。按压的频率至少100次/分，每一次按压，胸骨下陷的幅度至少达到5厘米，压下以后要等胸廓自然回弹，因此压下和松开的时间基本相等。如果已经建立了人工通气，按压和人工通气的比值为30：2，也就是说，每按压30次，可以吹两次气。两分钟内，这种30：2的复苏按压在2分钟之内要循环5次，因此，必须是争分夺秒，竭尽全力地进行，才能算是高效。

⑤ 如何防治心脏性猝死的发生？

猝死的抢救成功率非常低，有的患者，心脏情况已经救治回来，但是因为抢救时间稍长，患者脑死亡了，最终成为植物人。因此，对于猝死预防要大于治疗。

▶ 预防心脏性猝死，首先要端正认识。心脏性猝死可以发生在正常人身上，不一定以前有心脏病病史。心脏心电信号不稳定是发生恶性心律失常的常见原因，以下情况就有可能使身体健康的人发生心律失常猝死。

· 平素健康，突然发生急性心肌炎、风湿热（风湿性心脏炎）等，导致心律失常猝死发生。

· 重度疲劳、劳累、大量抽烟、不休息。这些情况会诱发心脏血管内皮细胞损害，当这层光滑的内皮脱落后，血管中间层的平滑肌细胞就暴露在血液中，产生血栓形成、血管收缩痉挛两种后果，引起心律失常、猝死。

· 急性炎症、发热。炎症本身就可以累及心脏，造成心脏损害；炎症同时诱发血栓，堵塞心脏血管；炎症还可以造成低血压，心脏血管灌注不足，引起心肌缺血，造成心律失常。

· 呕吐、腹泻、大量出汗、电解质紊乱。如果饮酒过度、大量呕吐；温度过高大量出汗；肠炎腹泻，大量电解质丢失；均可以造成低血钾、低血钠、低血钙等问题，诱发室性心律失常，造成猝死。

· 剧烈的情绪波动、或者被人惊吓，发生"球囊心综合征"，一种因情绪过度变化发生的胸闷、胸痛、心力衰竭疾病，出现心律失常死亡。

上述情况下要及时就医，切莫麻痹大意、延误治疗，酿成苦果！

▶ 早期发现、及时处理遗传性心脏病：与遗传有关的致心律失常疾病有几个特点：一是平常身体"健康"，没有什么问题；二是部分患者有猝死的家族史，心电图检查可发现问题；三是发病通常有剧烈活动、剧烈情绪波动、用药等诱因；四是发病以心动过速、晕倒、猝死为特征。常见的疾病有长QT延长综合征、Brugada综合征、短QT间期综合征等；这些疾病的诊断都有赖于心电图，特别是那些有亲属突然死亡、偶然有心动过速病史的患者，要及时到医院检查心电图，发现问题，避免猝死发生。

▶ 积极治疗慢性心脏病、控制病情：可以引起心脏性猝死的疾病常见的有冠心病急性心肌梗死、慢性心力衰竭、肥厚型心肌病、高血压病、心脏瓣膜病等；要定期体检，及时发现心脏病，按照医生的要求坚持治疗。

重点要注意如下问题：

· 冠心病急性心肌梗死。冠心病、心肌梗死是猝死的主要原因。患者平常可以没有症状或者只有轻度胸闷，不注意体检。等出现劳累、乏力、胸闷、偶有胸痛时也不及时到医院检查；一些老年人发生心肌梗死时表现为呕吐、腹胀、乏力，不及时就医进行心电图检查，都会延误疾病诊断，诱发心脏性猝死。所有猝死的患者，如果有条件，都必须尽快进行冠状动脉造影，明确有没有冠状动脉疾病，是不是需要安装支架。如果确诊了冠心病，就需要终生使用针对性的药物。

· 肥厚性心肌病剧烈运动。肥厚性心肌病多由家族基因遗传所致，也可能是先天性基因突变发生。当患者存在轻中度心肌肥厚时，常没有症状；进行剧烈活动，如跑马拉松比赛等就有可能诱发心电活动不稳定，造成猝死。所以，运动员及爱好剧烈运动的人员要定期体检，进行心电图、心超检查，及时发现问题，避免猝死发生。

▶ 发现问题后坚持保养心脏，积极处理预防。如果发现有心脏病，或者已经出现过心律失常，要检查、保养心脏。首先是改变不良的行为习惯，控制体重，避免劳累及剧烈运动，控制血糖、血压、胆固醇水平；二是要积极采用药物治疗；对于室性心律失常可以降低病死率的药物有倍他乐克、胺碘酮等，如果有适应证，要长期坚持服用；三是要采用积极的非药物治疗措施，包括外科手术切除心律失常病灶、及时开展心动过速的射频消融治疗、心动过缓时安装起搏器治疗、对高危患者安装体内埋藏式除颤器（ICD、CRTD）治疗。ICD是一个比起搏器稍微大一点的机器，和起搏器一样，埋在胸前皮肤下面，通过静脉连到心脏里，万一再发室颤的话，机器可以立即除颤，挽救生命。但是植入这种机器的条件是患者情况已经稳定，如果患者不稳定，是无法植入ICD的。具体内容参考心律失常章节。

二、常见问题

1 运动会不会诱发猝死？

健康的生活方式使人长寿。适当的运动有益于健康，但是过度运动，的确存在一定的风险，最严重的还会导致运动性猝死。

与运动有关的猝死发病率并不算很高，好发于19~35岁的青壮年或50岁以上的中老年人，其中，猝死的青壮年平常大多有体育锻炼的习惯，猝死时常在进行强度较大、时间较长的体育锻炼。研究发现，运动猝死者大部分死于心脏病。40岁以上运动性猝死的主要原因是冠状动脉粥样硬化性心脏病，因此，存在吸烟、家族史、晚睡或者少睡、过劳等危险因素的人，不管是不是有症状，在40岁以后，都要进行心血管方面检查，运动不可以过度。

超负荷的运动是导致猝死另一重要原因。除了先天性心脏疾病导致的猝死外，运动过量也是发生猝死的重要诱因。国内运动猝死病例分析表明有不少病例（有的甚至是高水平竞技运动员）在猝死前无任何自我症状及体征，尸解也未发现任何心脏器质性病变，其死因可能是因超负荷运动，心肌发生急性缺血，继而导致猝死。

运动前的心血管检查可预防运动性猝死，常规运动者，也需要常规进行检查，排除心血管异常的情况；对于青少年，运动前进行医学检查，防止患有马方综合征和心肌炎的患者进行剧烈运动。

注意运动过程中的健康状况，身体反应，如果身体疲劳不适要避免运动，是预防出现心血管意外的重要措施。

总之，运动对身体健康的影响根据运动强度不同差别很大。正常人或患有冠心病的患者，适度锻炼可以强健体魄，进行强度过大的运动则不利于身体健康，所以大家平日里还是应该规律锻炼，运动爱好者也要注意不要运动过度才好。

② 猝死有没有先兆？容易引起猝死的高危因素有哪些？

研究表明，80%的心脏性猝死者事发前会有"先兆"。许多心脏性猝死者在发生心脏骤停前，有数天或数周甚至数月的前驱症状，比如心前区不适、心慌、胸闷、头晕、极度疲乏感等其他的不适症状，但这些前驱症状并非心脏性猝死所特有，很容易和其他疾病的症状相混淆。

心脏性猝死的常见高危因素有：① 既往有心脏病性事件，发生过心源性晕厥者；② 既往有心肌梗死，已经出现过心衰症状者；③ 既往发生过室性快速心律失常；④ 诊断有肥厚性心肌病或者遗传性心律失常者。对于具有以上高危因素患者，一定要进行心血管专科系统检查评估和原发病治疗，以及避免常见诱因，比如劳累、剧烈运动以及长期不良生活方式等。如果存在上述两个以上的高危因素，就属于猝死的高危患者，需要到医院里专业评估，是否需要植入心脏复律除颤器。

③ 放过支架是不是就不会发生猝死了？

猝死以冠心病、脑血管疾病为主，但是即刻死亡几乎全是心脏性猝死（SCD），其中80%以上为冠心病、急性心肌梗死。对于冠心病患者的有效治疗和管理是预防心脏性猝死的重要方面。

目前治疗冠心病主要有三大手段，即药物治疗、冠状动脉搭桥手术（CABG）和冠状动脉支架植入（PCI）。支架植入最为常见，往往迅速而有效。但是，在冠状动脉内植入支架，并不是根治了冠心病，而只不过是对于非常严重的动脉狭窄的一种姑息治疗。冠心病患者其他危险因素比如性别、高血压、糖尿病、吸烟等危险因素的存在，还可导致冠状动脉疾病进展，再次发生心脏事件，甚至导致猝死。

因此，支架植入并不能彻底预防冠心病猝死的发生。对于具有冠心病猝死高危因素，比如急性或既往有心肌梗死者，已经出现过心衰症状以及发生过恶性心律失常幸存者等，反而更加需要猝死风险评估，并积极干预治疗，预防心脏性猝死的发生。

④ 做冠状动脉CT可以预防猝死吗？

不能。冠状动脉CT是一种常见的检查，静脉注射造影剂以后，在冠状动脉显影以后进行CT扫描，后期还可以进行三维重建，使冠状动脉清楚显影，明确有没有狭窄。这种检查快速、简单，但是致命的缺点是只能"大致看一看"有没有冠心病，诊断的精确性欠佳。更重要的是，对于动脉的狭窄，这个检查只能"看"有无狭窄，如果发现狭窄，并不能做任何的干预，所以，无法预防猝死。

5 猝死一定要用电击来抢救吗？

在抢救中，电击往往指除颤。电击的仪器叫除颤仪，抢救时给患者做电击主要是为了纠正患者的室颤，让患者恢复窦性心律。如果患者是因为心脏停搏引起的猝死，或者患者的心脏已经停止搏动了，给予电击是不能恢复心跳的，这种情况下，最重要的是有效地进行胸外按压。因此，胸外按压是猝死患者抢救的重点，不是所有的猝死都需要用电击来抢救的。

作 者 简 介

（按姓氏汉语拼音排序）

包丽雯　复旦大学附属华山医院主治医师，毕业于复旦大学上海医学院。临床专长：高血压病、心房颤动的综合管理，心力衰竭的诊断与治疗。门诊时间：周二下午心血管门诊，周三上午高血压与心律失常专病门诊。

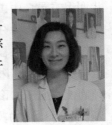

陈奇英　医学博士，新加坡国立大学-复旦大学联合培养博士，复旦大学附属华山医院住院医师。擅长冠心病及心律失常的药物及介入治疗，致力于心肌梗死相关缺血—再灌注损伤的研究，发表相关 SCI 论文 5 篇。

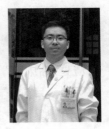

陈羽斐　复旦大学附属华山医院心内科研究生，师从沈伟教授。科研工作者，致力于冠状动脉粥样硬化与心肌梗死相关的机制研究，擅长冠心病、高血压等常见心血管疾病的药物治疗。

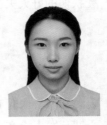

高 稳 医学博士，复旦大学附属华山医院心内科医师，欧洲心脏病学会（ESC）会员。临床专长：起搏器的程控随访、顽固性高血压的诊疗、冠心病抗栓及房颤抗凝方案的优化等。

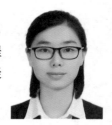

高秀芳 医学博士，副主任医师，副教授。2002 年起就职于华山医院心内科。中国医师协会高血压专业委员会代谢组委员，中国高血压联盟理事会理事，中国生物医学工程学会心律分会女性心律失常工作委员会委员，上海市生物医学工程学会心脏起搏与电生理专业委员会心电学组委员。临床专长：擅长心房颤动治疗方案的优化、顽固性高血压的诊疗、胸痛原因的鉴别、晕厥原因的鉴别、心力衰竭的药物方案调整。专家门诊：周二下午，房颤专病门诊：周一下午、周三上午。

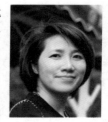

黄清昱 临床医学博士生，复旦大学附属华山医院心内科医师，目前一直在临床一线工作，对心血管常见疾病的诊治积累了一定的经验；立志成为一名医术精湛、救死扶伤的好大夫。

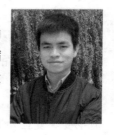

姜慧文 心血管专科护士，护师，本科，先后在国内核心期刊发表论文多篇。主要擅长心血管介入及心外科围术期护理，心血管慢病护理，重症监护护理。

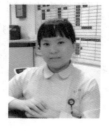

姜晓斐 医学博士，复旦大学附属华山医院医师；中国高血压联盟理事会理事、中国中西医结合学会心血管病专业委员会临床研究方法专业组委员。临床专长：与心血管影像结合对心肌病、心力衰竭的诊断与治疗。门诊时间：周一上午心血管门诊。

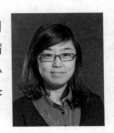

金 波 医学博士，复旦大学附属华山医院心内科副主任医师，副教授，硕士生导师，从事心血管医疗、教学、科研工作近十年，在冠心病介入治疗和永久起搏器植入术方面具有丰富的临床经验；在心肌病领域具有一定造诣，目前主持国家自然科学基金2项，已发表SCI论文18篇。专家门诊时间：总院周四下午；北院周五上午。

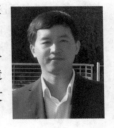

李慧洋 医学博士，住院医师。2017年起就职于华山医院心内科。临床专长：长期从事冠心病及心律失常的介入治疗，冠心病的中西医结合诊治工作和临床研究。

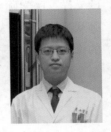

李 剑 复旦大学医学博士，主任医师，曾赴美国明尼苏达心脏中心、德国国家心脏中心访问学习，现主要从事心血管疾病的介入治疗、起搏器植入、阵发性室上性心动过速、室性心动过速、频发室性早搏的射频与药物治疗。专家门诊时间为每周五上午。

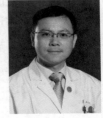

刘韦卓 复旦大学附属华山医院心内科研究生,研究领域:心律失常、冠心病、心肌病等;"FF智能导诊"数据架构师、"一键呼救"产品设计者,"房颤管理系统"数据处理者,曾任上海市"挑战杯"信息顾问,曾获互联网＋创新创业大赛二等奖、EGF基金、云峰－大健康基金资助。

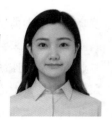

倪唤春 副主任医师,上海中西医结合学会心血管病专业委员会委员,主要从事高血压、冠心病、心力衰竭的临床诊治;冠脉介入治疗、起搏器植入术。专家门诊时间:每周五下午。

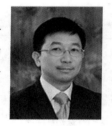

欧 洋 医学硕士,复旦大学附属华山医院住院医师,师从沈伟教授。从事临床工作数年,对心血管常见疾病的诊断及治疗有一定经验。

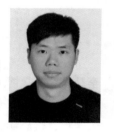

潘俊杰 医学博士,华山医院心内科副主任医师,副教授。主要擅长:冠心病诊断、药物治疗及支架植入,对冠心病复杂病变的支架植入有较深的理解和造诣;起搏器植入;高血压诊断及药物调整;心力衰竭的综合治疗及心内科危重症疾病的抢救。先后入选华山医院优秀人才计划"华菁奖"、复旦大学"卓学计划"。门诊时间:心内科专家门诊,周二上午。

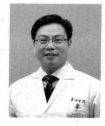

戚玮琳 医学博士，复旦大学附属华山医院心血管内科主任医师，多年致力于心血管药物的临床研究，尤其擅长高血压、高脂血症、心力衰竭等心血管疾病的优化药物治疗。现任中西医结合学会心血管专业委员会委员、中华医学会临床流行病与循证分会循证学组委员、上海医学会心血管分会心衰学组委员。

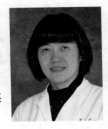

钱　梅 复旦大学附属华山医院北院心内科护士长，IV Team组长，美国血管通路学会（AVA）会员。毕业于复旦大学护理专业，主要从事护理管理及静脉输液治疗护理方面的研究。2017年获得第五届全国医院品管圈大赛护理组一等奖。

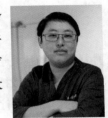

沈蕴之 心血管内科护士长，医学硕士，副主任护师；上海市护理学会循证医学专业委员会委员，复旦大学护理学院本科生导师，《护理学杂志》专聘审稿专家；曾赴美国麻省总医院进修学习；先后在国内权威核心期刊发表论文近20篇。获上海市优秀护理人才培养计划、上海市第四届护理成果改进奖等多项奖项，主要擅长心血管介入及心外科围术期护理、心血管慢病管理、重症监护管理等领域。

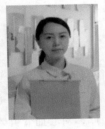

沈　伟 复旦大学上海医学院医学博士，副教授，硕士研究生导师。心内科绿色通道（急性心肌梗死急诊PCI）的主要成员，具备良好的临床行为规范，各科知识融会贯通，处理危重病人临危不乱，思路清晰。擅长冠心病、高血压、高脂血症、心律失常等心血管疾病的诊断和治疗；对危重和疑难病例有丰富的临床经验；擅长冠脉支架植入，各类起搏器的安装等介入手术。门诊时间：心内科专家门诊，周四上午、周五下午。

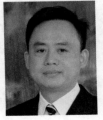

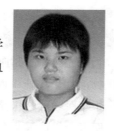

沈　俊　复旦大学附属华山医院医师，毕业于复旦大学上海医学院。从事心内科一线工作数年，对于常见心血管疾病诊治，超声心动图等工作积累了一定经验。

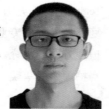

孙晟甲　复旦大学附属华山医院住院医师，心内科研究生，师从沈伟教授。从事临床工作数年，对心血管常见疾病的诊断及治疗有一定经验。

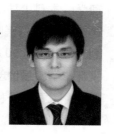

温志超　医学博士，复旦大学附属华山医院心内科主治医师，毕业于复旦大学上海医学院。擅长冠心病、高血压、高脂血症、心律失常等心内科常见疾病的诊断和治疗，对心血管介入手术及起搏器植入有一定的经验。

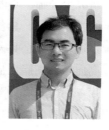

吴帮卫　医学博士，复旦大学附属华山医院住院医师，毕业于复旦大学上海医学院。临床一线工作，在心血管常见疾病的诊疗方面积累了一定的经验，主要从事心律失常方面的研究，已发表SCI论文8篇。

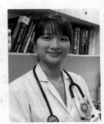

谢　坤　毕业于复旦大学医学院临床医学七年制，并于2013年获复旦大学医学院医学博士学位。2006年起就职于复旦大学附属华山医院，目前任心内科主治医师。致力于冠心病、高脂血症、高血压、心律失常、心衰的诊治，擅长心血管慢性病的诊治、优化管理及长期随访。

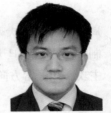

熊楠青　医学博士，复旦大学附属华山医院主治医师，毕业于复旦大学医学院。临床专长：心律失常的诊断和治疗，心脏介入手术，包括快速性心律失常的电生理检查和射频消融治疗，起搏器植入术。

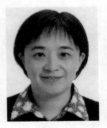

严萍萍　主任医师，硕士生导师，医学博士，毕业于复旦大学医学院，主要从事心血管疾病的临床研究，擅长难治性高血压、冠心病、高脂血症、心力衰竭、心律失常的药物治疗，能为患者提供个体化的诊疗方案。门诊时间：华山医院总院周一下午，周三全天；华山医院北院周四上午。

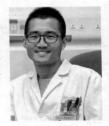

杨　涛　急诊医学硕士，华山医院急诊科住院医师，复旦大学上海医学院优秀住院医师，华山医院紧急医学救援队队员，日常从事急诊常见病、多发病、危重病的诊断和治疗。

张津津 医学硕士。复旦大学附属华山医院北院心内科副主任医师。主要擅长：冠心病、高血压、心肌病、心律失常、心力衰竭等心内科常见、多发疾病的诊断及治疗。擅长冠心病特别是复杂病变的介入治疗、起搏器植入。曾获得华山医院优秀员工、援滇援外特殊贡献奖等荣誉。复旦大学附属华山医院北院专家门诊时间：周一上午。

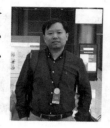

周　鹏 复旦大学上海医学院2012级临床医学（八年制）学生，复旦大学附属华山医院心内科博士研究生，主攻心律失常方向。

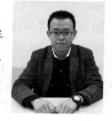